HAPPY STRESS

壓力是進化你大腦的「武器」

頂尖人士都知道！
腦科學實證的掌握壓力
「甜蜜點」方法

MIZUTO AOTO
青砥瑞人
李彥樺——譯

前言——化壓力為「武器」

一般人大多對壓力抱持負面的印象。

很多時候，壓力確實會讓我們感到痛苦；但以另一方面來看，壓力其實也是一種保護，是讓我們更加堅強、茁壯的重要養分。

壓力來自於我們的身體內部，而且是有所助益的。我們沒有辦法讓壓力消失，因為對人類及所有生物而言，壓力反應都是自然生理現象的一部分。

可是，看不見、摸不到的壓力往往會讓我們感到不安，進而產生排斥的想法。事實上，這也是生物的自然反應。自遠古時代，我們便是仰賴著對不了解的事物提高警覺來增加生存機率。

然而到了今天，科技的發展已經讓壓力不再像以前那樣看不見、摸不到。**神經科學領域，正是試圖從細胞及分子的層級來分析壓力的一門學問。**

本書將從神經科學及心理學等各相關領域的角度，盡可能以淺顯易懂的方式來剖析生物（人類）壓力反應的產生原因及其意義和功效，希望能夠對讀者們的日常生活有所幫助。另外，也會從科學的觀點來認識壓力，只要閱讀了本書，相信你一定會對壓力有更加正面的看法，明白「壓力的存在是為了幫助我們」，並且進一步產生「想要與壓力好好相處」的積極想法。

如此一來，不僅能夠有效減輕壓力，讓心情變得輕鬆，而且還能夠學會藉助壓力來促進自我成長，為自己創造幸福。

壓力就像是「住在附近的一個看起來有點凶的大哥」，雖然外表讓人有點害怕，但實際聊過之後，便會發現對方其實是個好人。**雖然要完全適應壓力得花上一段時間，但只要能夠做到這一點，就可以打造出最完美的身體，讓壓力成為自己最強而有力的後盾。**

壓力只是有點難相處而已，實際上卻有著許許多多的魅力。

本書的書名《Happy Stress 壓力是進化你大腦的「武器」》乍看之下有點矛盾，其實卻是切中了問題的核心。正因為大多數的人只注意到壓力的負面效果，所以本書希望藉由這樣的書名，讓讀者們理解壓力其實也有正向的一面。

事實上，對壓力保持正向的心態，正是與壓力好好相處的重要訣竅之一。

由衷希望本書能夠讓讀者們對壓力產生正面的印象，進一步創造出更加豐富而精采的人生。

本書的有效閱讀方式

本書並不是一本鑽研科學的專業書籍；如何善加運用科學的知識，才是本書想要強調的重點。因此，建議你在閱讀的過程中，盡量多加思考，並且建構起自己的推論。例如：

「當初發生那樣的情況，原來是基於這樣的原因！」

「原來如此，下次應該這麼做才對！」

「以後應該要保持這樣的想法，建立這樣的習慣！」等等。

而不要太過在意理論的「對」或「錯」，應該要重視自身的感覺，並且付諸行動，找出屬於你自己一套與壓力共處的方法。

科學的新發現雖然偉大，但並非萬能。事情往往不存在唯一的正確答案，我們所不明白的事情遠多於我們所知道的事。尤其每個人的DNA都不相同，成長的環境也大相逕庭，當然不應該一概而論。本書的內容只是一些提示，用意在於幫助你找出真正屬於你自己的答案。建議你抱著輕鬆而雀躍的心情閱讀此書，不必太過繃緊神經，就當作這是一場能夠讓自己有所成長的探索與冒險吧。

另一方面，由於本書的內容涉及較艱深的科學知識，為了讓讀者們能夠更容易理解，本書在編輯及插畫家的協助下，將一些重要的觀點以圖示的方式來呈現。插畫雖然有別於文字，但同樣隱含著相當多的訊息與知識。因此閱讀時，請務必好好想一想其圖畫的象徵意義，並且與你所學到的內容相結合。每當章節結束或主題告一段落的時候，請闔上書本，回想其中的插圖，思考這些圖畫所傳遞的訊息。相信這麼做必定能夠讓你的學習更具效果。

另外，書末所附的「FOSTER HAPPY STRESS 快樂壓力練習本」是能夠讓壓力變成武器的自我提問練習，實際使用於許多學生團體、教職員及大企業職能訓練活動之中。如果你已經大致學會了本書中的理論，請務必有效活用此練習本，實際將理論運用在日常生活上。

如果能夠找到其他有志一同的人，大家一起實踐，效果將更加顯著。書末也附有團隊運用的方式可供參考，相信能幫助你設計出有效將壓力轉換成正向力量的情境。像這樣對「快樂壓力」進行機能性且多面性的探討，必定能夠為你開啟另一道全新的人生之門。

CONTENTS

CHAPTER 01

深入瞭解與生俱來的夥伴——壓力

——為什麼每個人的體內都有壓力系統？

CHAPTER 02

減緩負面壓力

——以科學角度切入，並善用大腦及身體的特性。

CHAPTER 03

讓正面壓力成為助力

——有效利用壓力能量，加速自己的成長。

CHAPTER 04

將壓力化為武器：「持續進化的大腦」

——讓壓力化為力量的四種成長之腦。

序章

面對壓力的自我覺察

在有限的人生裡，
你想要在腦中留下什麼樣的記憶？

面對壓力的第一步，是認真觀察自己的「內心世界」

想要與壓力好好相處，首先要做的不是觀察壓力本身，而是觀察自我意識的關注面向。平常我們把意識的重點放在什麼樣的事情上，與我們所感受到的壓力有極大的關聯。關於這一點，將在後文詳述。

總而言之，請先仔細觀察看看，自己所注意的都是一些什麼樣的事情。當然現在這一刻，你的注意力必定是放在本書的內容上，但是在平常時，你或許會思考等一下午餐要吃什麼，或是煩惱剛剛接到的客訴案件。

除此之外，大多數的人所注意的事物不外乎是工作、課業、書中的內容，及生活周遭師長、父母、上司、下屬、顧客等人們的言行，當然也有可能是飲料、食物，或者是電腦、智慧型手機等等。

這些人與事的共通點，就在於它們都屬於「外在」的範疇。**多數人在日常生活中，都把大部分的時間耗費在「外在世界」上。**

當然除了「外在」之外，有時我們也會把注意力放在「內在」的事情上。例如肚子餓不餓、想不想睡、正在想什麼、現在感覺到什麼，以及回憶過去、想像未來，這些都算是「內在」的事情。

但如果回顧一整天的時間，往往會發現我們把絕大多數的時間花在注意「外在世界」上，卻只以極少的時間來注意「內在世界」。造成這個現象的原因，主要是因為時代的潮流。

現代社會總是把我們從「內在世界」拉向「外在世界」

隨著各種科學技術的發展，人類創造出許多充滿魅力及刺激性的事物。這些事物雖然能夠帶來快樂、全新的學習，以及促進人類的發展，但其強大的魅力及刺激往往會將我們的意識從「內在世界」強拉至「外在世界」。

你的生活是否也是如此呢？從一大早起來，到晚上就寢之前，你是否把大部分的時間花在與他人往來、工作及學習等事情上，或是電腦、智慧型手機的聲光刺激上？這些當然都屬於「外在」的事物。「外在」的刺激並不見得全是壞事。若能在接受了「外在」的刺激之後，再把注意力轉移到「內在」上，加以感受及思考，往往能產生新的體會或構思出新的點子，讓自己有所成長。

但，如果只是不斷接收「外在」的資訊，卻完全不加以感受或思考，你的世界將完全被「外在」的聲光刺激所佔據。一旦維持著這種只接受「外在」刺激卻不注意「內在」的狀態，你的成長將會完全停止，甚至還會喪失原本應該能得到的幸福。

為什麼這麼說？因為我們的學習成果，都是存放在「內在」的世界之中。想要將知識與資訊存入「內在世界」，就必須把注意力從「外在」轉移至「內在」。一旦我們完全不注重「內在」，那麼，所接收到的一切都無法成為自身的學習成果，也無法擁有這些知識與資訊。

學生單純在課堂上聽課，是沒有辦法將所有的課程內容都記在腦海裡的。必須在聽課的同時，**將「外在」的資訊轉換成「內在」的資訊，並且將「內在」的資訊從腦中提領出來加以運用，才算是真正完成學習。**

「能夠調和內在世界與外在世界的活人」VS
「只會單方面接收外在刺激的殭屍」

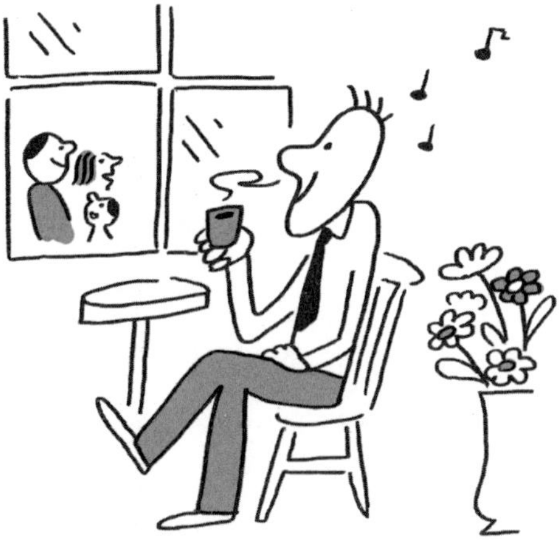

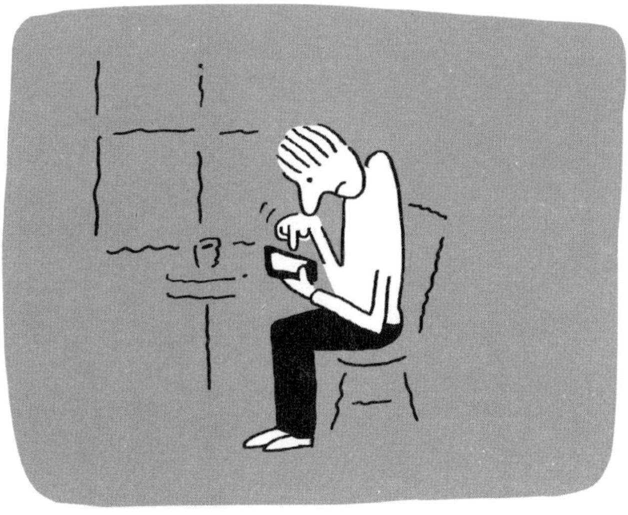

學習及幸福皆會囤積於「內在世界」

大多數的人都以為幸福存在於「外在世界」的某處，但，幸福的反應必定發自「內在世界」。就算內心產生了幸福的反應，如果沒有加以注意，也就是沒有把注意力放在「內在世界的幸福反應」這個訊息上，就沒有辦法感受到幸福。

因此，如果注意力完全被深具魅力及刺激性的「外在世界」所吸引，我們將有可能喪失自我成長及獲得幸福的機會。

在遠古時代，當太陽一下山，整個世界就會陷入一片漆黑，只剩下微弱的火光及月光。在那樣的環境底下，人類自然會被自己的「內在世界」所吸引。當進入「內在世界」之後，我們的感受能力就會變得敏銳，想像力也會變得豐富，能夠回想當天所發生的種種快樂的事情，從中體會到幸福的滋味，並且將幸福的記憶深深烙印在腦海之中。

這個世界必定會朝著越來越便利的方向發展。一來這是一件好事，二來也沒有任何力量可以加以阻止。但我們不能忘記，真正重要的訊息都深藏在自身的「內在世界」，而這些訊息往往是自我成長及獲得幸福所不可或缺的。

包含Google在內，許多於「外在世界」不斷創造出深具魅力事物的最先進企業，都在員工的訓練上導入了覺察（Mindfulness）、冥想之類把注意力轉移到「內在世界」的課程。這與人類關注對象的變化，也就是從內在強拉至外在的誘惑有關。換句話說，這些企業都察覺到了在某種程度上把注意力放在「內在世界」的重要性。

本書所探討的壓力，也是產生於我們的「內在世界」。想要與壓力好好相處，當然不能只是注重於「外在世界」，而是必須與「內在世界」中的自己深入對話。

一方面接觸便利的「外在世界」，一方面關心「內在世界」，我們才能不斷成長，以及感受到幸福。

大腦能夠處理的資訊不到千分之一

為什麼本書在一開頭，就如此強調「接觸外在世界的同時也關心內在世界」的重要性？其原因就在於我們的大腦沒有辦法同時處理太多的資訊。

我們的腦部下方有一塊稱為網狀活化系統（Reticular Activating System，RAS）的區域，目前已知網狀活化系統之中約有一百個神經核。換句話說，網狀活化系統是凝聚各種訊息的結構體之一。

網狀活化系統對於自律神經系統、行動、感覺、認知及情緒等各種機能都有所貢獻。（※1）正如其名，這個部位就像網子一樣，匯集了各種不同的訊息。

但是，並非所有來自內在及外在的訊息都會出現在意識之中，或是接收到要學習。**我們想要意識或是學習一項訊息，這項訊息必須在抵達位於大腦下方的網狀活化系統之後，繼續被送往大腦上方的其他區域。**例如主要掌管學習的大腦邊緣系統（Limbic System），以及掌管思考的前額葉皮質（Prefrontal Cortex）等等。

根據一項研究結果顯示，網狀活化系統每秒鐘會收到約兩百萬位元的訊息。但是其中會繼續上傳至大腦上方的其他區域，進入我們的意識之中的訊息，每秒鐘最多只有兩千位元。換句話說，**我們所能處理的訊息只有大約千分之一。**（※2）

辨識訊息必須歷經的過程

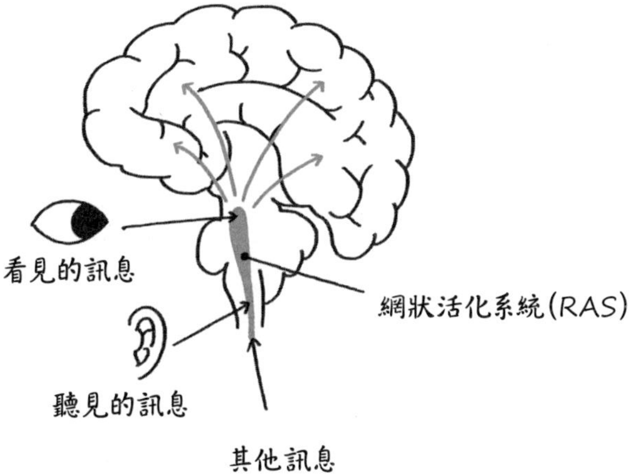

我們的大腦能處理的訊息只有全部訊息的千分之一！相信很多人都無法接受這樣的事實吧？

舉個例子來說，假設你正坐在咖啡廳裡閱讀這本書。

進入你眼中的視覺刺激，其實還有桌子、餐巾、咖啡、杯墊、往來走動的店員、映照在窗戶上的人影，以及窗外的行人等等。在聽覺刺激方面，有周圍其他客人的說話聲、店員的聲音、往來行走的腳步聲、店內播放的音樂聲、磨咖啡豆的聲音、煮牛奶的聲音、嬰兒的哭泣聲等等。

當然，也不能忘了咖啡所冒出的陣陣香氣。除了這些之外，還有來自身上衣物的觸覺刺激。雖然在這個當下，你完全沒有意識到，但你的身上必定穿著衣服。照理來說，你應該會感覺到衣服帶來的觸覺刺激，但除非你刻意去意識它，否則很難感受到，而臉上的眼鏡也是相同的道理。

只要環顧左右，或是稍微感受一下，你就會發現生活周遭充斥著無數的刺激及訊息。但如今你的注意力完全被這本書所佔據了，作者來說，這真是再好也不過的事情。

就像這樣，我們每一刻都在接收著數不清的大量訊息。但其中我們能夠付諸關心的訊息與刺激，只有不到千分之一。不，或許千分之一這個比例還算是高估了呢。

重點在於要把寶貴的注意力放在什麼樣的訊息上

相信很多人讀到這裡，應該都已明白我們能夠付出注意力的事物是相當有限的。

如果你還抱持著懷疑的話，建議可以在YouTube上搜尋「Test Your Awareness：

Whodunnit?」，看完那段影片，你就會明白我們所看見的世界有多麼狹隘。當初我也是在大學的課堂上看了這段影片，比起老師所教的「人類的注意力僅能處理接收到的訊息約一千分之一」這個知識，這段影片更加讓我深刻體會到注意力的侷限性，從此，開始在意自己到底把注意力放在什麼樣的事情上。

我們能夠付諸關心的對象（也就是能夠到達大腦上方的訊息），可說是少之又少。這意味著我們應該要更加認真地思考及選擇自己想要接收什麼樣的訊息，想要與什麼樣的刺激、世界及他人產生關聯。

如果什麼都不想，我們的注意力會自然而然地被強烈的刺激及誘惑所吸引。舉個實際的例子，就像是每天漫無目的地看著智慧型手機。當然我們並不能說智慧型手機是萬惡之源，但，智慧型手機有可能在不知不覺之中讓我們沉浸在「外在」的刺激裡而毫無作為。反過來說，如果能夠堅定自己的意志，善加活用及選擇智慧型手機的各種方便功能，智慧型手機反而能夠擴大我們所能看見的世界。

關鍵就在於我們每一瞬間所能付出關心的世界實在太過狹隘，**必須在某種程度上透過**

主觀意志來挑選要讓大腦處理什麼樣的訊息，如此才能建立起屬於自己的人生。如果這個環節完全被「外在世界」所佔據，那將是一件非常可惜的事情。

如果在未經思考及抉擇的情況下，持續讓「外在世界」的訊息通過大腦，這些訊息會被傳遞至大腦的上方，並且在腦中產生物理性的變化，形成所謂的「記憶痕跡（Memory Trace）」。如此一來，你的大腦就會在不知不覺之中被這些「外在世界」的訊息所佔據。

當然你所關心過的訊息，都會殘留在你的大腦裡，而這些訊息會成為你的一部分。假如每天都在看著揭人瘡疤、幸災樂禍的電視新聞，或是一天到晚譏諷、批評他人，久而久之，你腦中的過濾器就會越來越擅長挑人毛病，許多原本與你無關的事情，也會開始讓你累積壓力。有誰會願意過這樣的人生？

因此，本書才會一再強調，**你必須要重新思考自己應該把寶貴的注意力放在什麼樣的事物上。**

在未經刻意挑選的情況下，大腦的注意力很容易被充滿魅力或高度刺激的「外在」訊息所佔據，這一點已經在前文提過。事實上，除此之外，人類的大腦還有一些特質，是容易被特定的訊息或刺激所吸引。在思考應該把自己的注意力放在什麼樣的事物之前，你必須先了解這些大腦的特質。

大腦總是特別容易被負面訊息吸引

前文已提到大腦的注意力容易被「外在世界」吸引，而且能夠投入注意力的事物相當有限。但除此之外，**注意力還有一項特徵，那就是特別容易被負面訊息吸引。**

這種「特別在意負面訊息」的傾向，主要肇因於大腦一處名為前扣帶迴皮質（Anterior Cingulate Cortex，ACC）的部位。前扣帶迴皮質是大腦內的「偵錯裝置」，特別擅長於挑出錯誤及發現疏失（※3）。

在人類的演化過程中，這是非常重要的機能。任何不曾存在於腦中的訊息（例如，發現了不明的動物或植物），都有可能讓自己陷入死亡的危險，這時「偵錯裝置」就會啟動，對大腦發出警訊。

在鑽研大腦的解剖學之後，我發現了一個很有趣的現象，那就是腦科學只定義了前扣帶迴皮質的發現錯誤機能，卻沒有定義出任何發現快樂或偵測好事的機能。

當然這並非意味著我們的大腦無法發現快樂或偵測好事，只是沒有任何一處大腦部位特別擅長處理這件事。事實上，只要發揮前額葉皮質的功能，**在意識介入的前提下進行下行注意（Top-Down Attention）**[1]，當然能夠發現正向、快樂的事情。

然而，這裡有一個重點，那就是大腦會半自動（接近無意識）地將注意力放在悲觀、負面的訊息上，但如果要找出樂觀、正面的事情，卻必須透過意識的刻意介入。由此可知，**悲觀的訊息比樂觀的訊息更容易受到大腦的注意，這種特徵就稱作負面偏見（Negativity Bias）**（※4）。

在遠古時代，人類生活在隨時可能會死亡的環境之中，因此，這種大腦的機制特別發達。但對生活在現代社會的人們來說，這樣的機制稍嫌太過敏感了一些。電視新聞大多報導揭人瘡疤或揭發弊端的負面消息，也是因為這類新聞比較容易引起注意。

在知道這樣的大腦特徵之後，再來重新思考該把我們有限的注意力放在什麼樣的事物上。每個人都希望得到幸福，然而，大腦卻為了提高生存機率，總是把注意力放在負面的訊息上，這兩者是互相矛盾的。

如何避免成為「負面偏見」的奴隸

生活在文明社會中，偵錯機能還是相當重要。具備發現問題的能力，才能有所成長。我們應該要避免的，是偵錯機能陷入過度運轉的失控狀態。也就是在不知不覺之中，完全把注意力只放在負面訊息上的狀態。

面對錯誤及問題，思考解決的辦法固然是非常重要的事情，但，如果把有限的注意力投注在那些只會帶來負面情緒的訊息上，將是一件非常可惜的事。

如果注意力完全被一些無法解決的問題或困境所佔據，內心充塞著負面的情緒，卻又不思考解決對策，只會怨天尤人，這樣的人生豈不是太浪費了？

1 譯註：指大腦主動對外界或身體寄予關心或注意。

所謂的負面偏見，是大腦在經過數萬年的演化之後，才獲得的機能之一。我們沒有辦法讓它消失，即使是在現代社會裡，它依然是相當重要的機能。絕不能因為這樣，就讓負面偏見佔據我們的全部心思。**我們應該要一方面接納負面偏見，一方面提醒自己多注意一些樂觀、正向的訊息。**

以我自己為例。我經常在數百人面前演講，每次在演講之後，都會進行問卷調查。問卷調查的結果，通常是「百分之九十五以上的聽眾都感覺這場演講相當有價值」。這雖然會讓我感到「欣慰」及「鬆一口氣」，可是，我的大腦也跟其他人一樣，會特別在意那極少數的負面評價，甚至還為此感到悶悶不樂。

這正是負面偏見所造成的影響。以比例來看，這些負面評價可能只佔整體的不到百分之一，明明心中也很清楚，卻還是會受到負面評價深深影響。這並不是比例的問題，而是大腦的特徵，甚至可以說是極為正常的生物反應。

我們不必對負面偏見抱持太過悲觀的想法，應該要試著接納它，認同它是一種自然反應，同時明白它能夠為自己帶來改善、學習及成長的機會。另一方面，當負面偏見即將

總是注意負面訊息的大腦

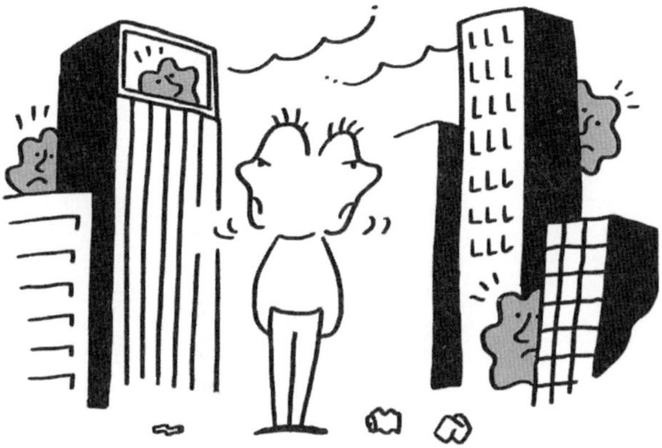

佔據我們的全部思緒時，就應該把自己的注意力拉回正向的事情上。因此，成為自己的監督者，是與負面偏見共存且獲得成長的必要能力。

這個世界上充斥著數不清的訊息，我們沒有辦法把注意力放在每一條訊息上，只能夠關注特定的某些訊息實在是太少了。但是每一條所關注的訊息，都會被遞送到大腦的上方，在腦中產生記憶痕跡，成為你的一部分。不僅如此，這些與你融為一體的記憶訊息，會對你的關心事物、感受方式、價值觀及行為舉止造成影響。

你想要把什麼樣的訊息放進自己的大

腦裡？你希望自己的大腦被負面訊息所掩埋嗎？我相信不會有人這麼希望的。

如果滿腦子充塞著負面訊息，不僅自己的心情會變得很糟，大腦也會越來越習慣處理負面訊息，如此一來，不管是對待周遭的他人還是對待自己，很可能都會變得非常消極而悲觀。

因此，最重要的一個觀念是認識負面偏見，認同它是一種自然的反應，但不要成為它的奴隸。

要做到這一點，必須有一些「心理建設」來鍛鍊我們的大腦。以下的〔練習01〕，不僅可以幫助我們與壓力好好共處，還可以增加自我成長及獲得幸福的機會，可說是相當重要。

練習 | EXERCISE

01 將日常生活中一些正向的訊息烙印在腦中

注意下列幾個重點，找出大自然及日常生活中的細微正向訊息，花一些時間慢慢咀嚼其感受。

❶ 所謂的大自然，包含了動植物、人及風景。

❷ 盡可能在日常生活中進行，不要仰賴旅行之類的巨大環境變化。

❸ 我們需要的不是會讓心情劇烈起伏的驚喜和雀躍，而是要把注意力放在細微的反應上。

❹ 擁有一些「空白時間」，感受那個瞬間的舒適性，確實明白自己正處於那個狀態下。

❺ 稍微閉上眼睛，在腦中重複那樂觀、正向的感受。

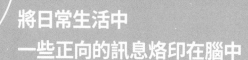

一點一滴慢慢進步的效果

最重要的一點是，不要勉強自己做出太大的改變。世界上並不存在那種可以讓你「從今天開始就與負面偏見和諧相處」的魔法。**想要與負面偏見和平共存且獲得成長，最重要的是每天持之以恆的心理建設及習慣。**因此，你應該從可以長久持續下去的小事開始做起。

每天想一些樂觀、正向的事情，提筆寫下來或告訴他人，這種做法確實很有效，但往往會因為環境或時間的限制，難以長久維持。因此，剛開始的時候，請先試著「找出大自然及日常生活中的正向訊息，花一些時間慢慢感受及咀嚼」。

我們的大腦有著負面偏見的特性，為了不受其奴役，請盡可能養成注意正向訊息的習慣。如此一來，大腦吸收正向訊息的容量也會越來越大。

為什麼「日常生活」中的正向訊息那麼重要？

為什麼關心的是大自然或日常生活，把注意力放在一些微不足道的正向訊息上？理由就在於現代社會充斥著太多明顯、刺激，且充滿魅力的訊息。一旦我們的正向情緒只會對智慧型手機上那些明顯而強烈的刺激產生反應，大腦中吸收幸福的容積就會跟著縮小。**為了強化察覺「內在幸福反應」的能力，盡可能要讓大腦習慣於捕捉那些日常容易忽略的正向訊息。**

還有一點，那就是大自然及日常生活的訊息不僅唾手可得，而且完全免費。如果能夠讓這些訊息為自己帶來幸福，豈不是很棒嗎？而且要做到這點，只需付出一點點的努力，再試著改變自己的意識就行了。以下舉出一些關於大自然及日常生活的正向訊息的例子。

像是：天空真是太有趣了，晴朗時讓人感覺很舒服，藍色的天空也有各種不同的層次變化，有時甚至會看起來不像藍色。每一朵雲的形狀都不相同，偶爾還會出現魚鱗狀之類的特殊樣貌。有些雲很黑，看起來像是在生氣，還可能帶有閃電。到了晚上，天空更像是一幅畫布，月亮及星星的位置及形狀會不時出現變化，有如完美的藝術傑作。

植物真是太有趣了，同樣是三色堇，每朵花卻都不太一樣。花瓣上的紋路、色澤、氣味、觸感，以及與其他花朵形成的層次感，都讓人嘖嘖稱奇。在通勤或通學的路上，總是能看到相同的樹木佇立在相同的位置。雖然是同一棵樹，其身上的顏色卻不斷改變，有時還會將名為樹葉的顏料灑滿一地，讓景色隨著時間而出現豐富的變化。

動物也好有趣，人也好有趣。經常光顧的咖啡廳裡，店員的笑容同樣燦爛。以雙手遞出發票的動作，讓人心頭湧現一股暖意。雖然平常看起來機靈能幹，有時遇上收銀機故障，那副慌慌張張的模樣也不禁讓人莞爾一笑……

就像這樣，只要稍微花點心思觀察，就會發現日常生活中充滿了許多正向的訊息。問題就在於有點太過敏感的負面偏見，會讓我們看不見這些正向訊息；要不就是「下行注意（參閱第14頁）」有些怠慢了，而無法自動地把注意力放在正向的訊息上。

「藏寶箱」在某些人的眼裡並非「藏寶箱」

日常生活中的大自然及動植物，隨時都在發生著奇妙的變化，就像是裝滿了有趣現象的藏寶箱。可是在某些人的眼裡，這些藏寶箱並非藏寶箱。因為這些藏寶箱並非真實存在，必須透過大腦的濾鏡，才能使其變成藏寶箱。

請看下一頁的圖。箭頭所指的兩個小四邊形，顏色是完全相同的。但是我們的大腦，卻會認定這兩個小四邊形的顏色並不一樣。**大腦並不會忠實呈現肉眼所看見的影像，而是會透過腦部或身體進行主觀的認定。**

英國的著名神經科學家畢・洛羅（Beau Lotto）在其著作《慣性思考大改造》（*Deviate: The Science of Seeing Differently*）（※5）一書中，提出了以下見解。

「所謂的訊息，其實只是一些能量或分子。例如進入眼睛裡的光子，傳入耳中的空氣震動，皮膚摩擦造成的分子瓦解，舌頭所接觸到的化學物質，以及進入鼻腔裡的化合物，這些都是化學能量或電子，也就是由物質的世界（即現實世界）所釋放出的種種要素。我們只不過是感受到能量的波動，或是接收到了能量所產生的化學物質。」

換句話說，**包含你以及你身邊的種種一切，都只是能量及分子的集合體。**這段描述真的是一針見血。或許你會認為這樣的說法實在太過冰冷無情，但我卻不這麼認為。

明明是相同顏色，看起來卻不一樣

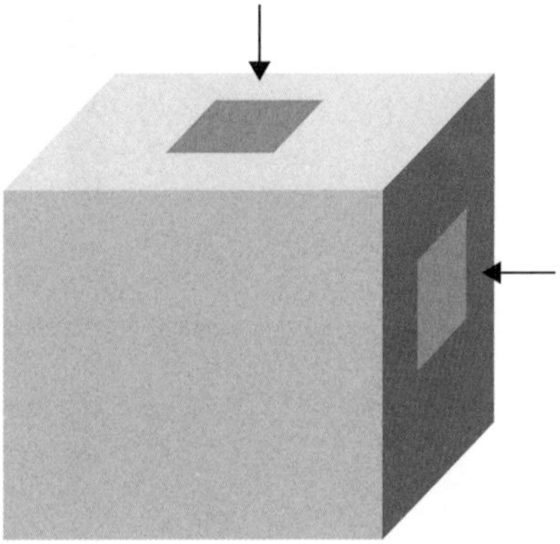

明明只是能量及分子的集合體，我們卻可以感受到音樂的美妙，可以享受苦瓜的美味，懂得傳宗接代，而且擁有試圖揭開生命奧祕的大腦機能。這樣的矛盾，更讓人不禁對生命的神祕打從心底感到敬畏。

存在於我們生活周遭的大自然，在某些人的眼裡，就像是裝滿了樂趣與新發現的藏寶箱。但，這種感覺並不會在某一天突然從天而降；必須靠著自己的力量，讓藏寶箱變成藏寶箱。

當你能夠稍微借助意識的力量，察覺一些沉睡在大自然之中的微小正向訊息，就會變得更加容易發現隱藏在自己

的心中或大腦裡的幸福訊號。不僅如此，而且也會使學習及成長效率加倍。

想要熟悉一件事，必定要經過反覆的練習。而反覆練習的過程，乍看之下只是不斷重複進行同一件事。做研究也一樣，往往會讓人覺得只是在重複相同的過程。然而，實際的感受卻是因人而異的，有些人從頭到尾都感覺自己是在做同一件事，有些人卻能不斷從類似的行為中獲得新發現，不斷改變學習的方向。越是像後者這樣的人，就越能夠**持之以恆地做著乍看之下相同的事情，最後獲得脫胎換骨般的成長。**若是像前者這樣的人，往往會因為重複做著相同的單調行為而感到厭倦，最後半途而廢。

能夠感受到大自然的美妙與樂趣的人，不僅能夠獲得更多的幸福感，還能培養出持續成長所不可或缺的洞察力。

以上就是為什麼必須要從大自然及日常生活的小事中找出正向訊息。除此之外，還有一點也很重要，那就是在發現正向訊息的當下，給自己一些「空白時間」，好好「咀嚼」這些正向訊息的滋味。

為什麼給自己一些「空白時間」好好「咀嚼」也很重要

所謂的「空白時間」，只要短短數秒鐘就行了，雖然只有幾秒的時間卻極為重要，甚至可以說，**這短暫時間的累積將可以改變一個人的人生。**

例如，當你走到了門外，發現天氣很好，感覺身心舒暢。過去當你有這種身心舒暢的感覺時，你並不會特別在意，當然也不會刻意停下腳步幾秒鐘。

第一個重點是，你應該先確實發現到「自己正感覺身心舒暢」。也就是在心裡默想著：「啊，因為天氣很好，我正感覺身心舒暢。」就好像有另外一個自己，正在觀察著身心舒暢的自己。

我們的大腦具備著監控自我內在反應的機能，稱作警覺網路（Salience Network）。（※6）這套網路系統能夠讓我們察覺到「自己正心情煩悶」或「現在正神清氣爽」之類的內在感受或情緒。

為什麼這一點相當重要？前文曾經提過，現代人的注意力容易被「外在世界」的訊

好好觀察「發現天氣很好，感覺身心舒暢」的自己

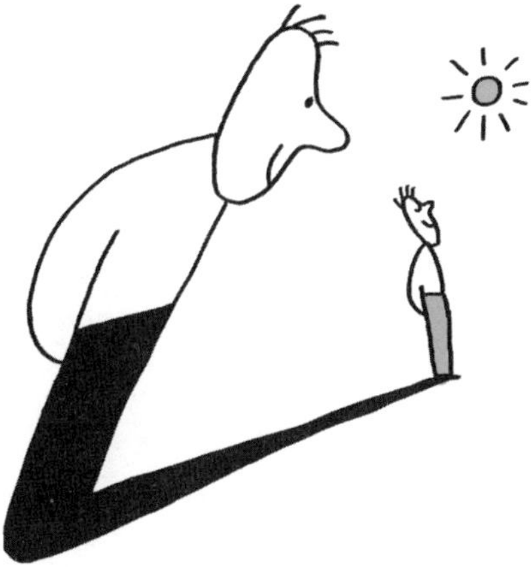

息所吸引，導致很難將心思放在「內在世界」的訊息上。其最大的理由，就在於對「外在世界」過度注意，會導致警覺網路的機能逐漸萎縮。

換句話說，容易受「外在」刺激所吸引的現代人，很可能會導致負責把注意力拉向「內在」的警覺網路無法正常運作。如此一來，就會比較難感受到幸福。

以下將說明何謂「Use it or Lose it」原則。為了讓警覺網路恢復機能，你應該要依循此原則，給予自己好好「咀嚼」的「空白時間」。

「Use it or Lose it」——用了就會恢復機能，不用則會消失

神經科學的領域裡有一句話極為知名，那就是「Use it or Lose it」。這句話點出了一個非常重要的原則。大腦是由神經細胞及連結各神經細胞的細胞突觸（Synapse）所組成，這些神經細胞只要受到使用，細胞突觸就會將神經細胞緊緊連結在一起。相反地，如果完全沒有使用，細胞突觸並不會維持原狀，而是會「Lose」，也就是「從此消失」。

對生物而言，這是非常合情合理的反應。

人類的腦部重量只佔全身體重的2%左右（平均體重為六十公斤的情況），但是消耗的葡萄糖（Glucose）能量卻高達約25%。消耗的能量非常多，是大腦的特徵之一。正因為如此，大腦有著盡可能不浪費任何一點能量的機制。

光是要讓細胞突觸存在於大腦之中，就必須消耗許多大腦的能量。因此，只要有幾乎不被使用的細胞突觸，大腦就會讓它消失，以減少能量的浪費。例如，大腦會以**「神經修剪（Pruning）」**的方式，將細胞突觸除去。

要讓腦中的迴路持續健在，就必須讓細胞突觸呈現「Use」，也就是「使用中」的狀態。在使用的過程中，大腦也可能建構出新的細胞突觸。

大腦儲存幸福記憶的機制

就本質上而言，想要獲得幸福並不需要財富、地位或名譽。唯一要做的，就只是察覺自己「內在」的幸福反應，並且將這個訊息輸入進大腦中。請先試著問問自己，想要在大腦裡輸入什麼樣的訊息？這些進入腦中的訊息，將會改變大腦神經細胞的結構，以記憶痕跡的方式與你同在。**在你感受幸福、咀嚼幸福之後，這些幸福的記憶會儲存在大腦裡，我認為這就是所謂的幸福感（Well-being）的來源。**

重要的是，不應該讓幸福的反應就這麼平白消失。所謂的「being」，指的就是讓幸福的反應為神經細胞帶來物理結構變化，使其成為大腦的一部分的狀態。換句話說，**想要獲得幸福感，必須先察覺到內在的正向、樂觀反應，接著在腦中重複喚醒這個反應，加以反覆咀嚼，將其輸入腦中，加速大腦記住這個反應。**

不能只是感覺到「天氣真好，讓人身心舒暢」而已，還必須要察覺「自己正感覺到身心舒暢」。請稍微閉上眼睛，你必須主動且刻意地在腦海裡想像出這件事。如此一來，正向、樂觀的訊息才會被輸入到大腦之中。

記住訊息的技巧，就跟讀書背課文一樣，關鍵在於回想（抽出記憶）。當進行了抽出記憶的行為，大腦便會認定自己需要這個訊息，如此一來，神經細胞就會發生細胞及分子層級的結構變化（※7），讓系統朝著鞏固記憶的方向運作。在這種情況下，訊息會以物理變化的形式殘留在神經細胞之中，這就是科學家所說的**「Memory Trace（記憶痕跡）」**。

另外還有一個重點，那就是喚醒自己的情感。越是訴諸情感的訊息，越容易殘留在記憶之中。請仔細回想一下，能夠輕易回想起來的記憶，那時的自己是不是都處於情感波動很大的狀態？從大腦的觀點來看，這也是合情合理的現象。

當大腦在記住一件事的時候，除了這件事本身之外，還會記住當下的感受。我們的大腦裡有個名為**海馬迴（Hippocampus）**的部位，專門負責保存**情節記憶**（**Episodic**

Memory；也就是發生了什麼事情的記憶）。另一方面，在解剖學上與海馬迴相連的**杏仁核（Amygdala）**，則專門負責保存**情緒記憶（Emotional Memory）**。

這也正是為什麼要再三提醒你，好好「咀嚼」自己的感受。不要只是淡淡地回想著那些正向、樂觀的事情，而是應該盡可能在腦中呈現出「當時的感受」，如此一來，這些正向的反應才能夠形成情緒記憶。（※8）

讓杏仁核保持心情愉快——將眼前的世界變成「藏寶箱」

大腦裡的杏仁核能夠保存正面的情緒記憶，也可以保存負面的情緒記憶。套一句神經科學家威廉・坎寧安（Wil Cunningham）的名言：「**大多數的人都有著一個『鬱悶的杏仁核』。**」

其肇因就在於前述的「負面偏見」。在負面偏見的影響下，進入腦中的訊息大多偏向消極而悲觀，因而導致儲存在杏仁核內的，大多是消極而悲觀的記憶，於是造就了「鬱悶的杏仁核」。

將正向的訊息烙印在腦中

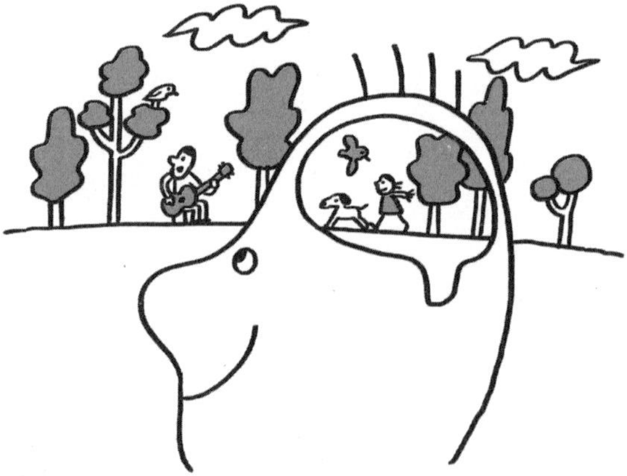

但只要稍微改變自己的意識，改變關心的事物，改變輸入大腦的訊息，將眼中的世界以樂觀、正向的訊息來取代，相信你的杏仁核中的訊息也會充滿了喜悅與快樂，變成「開心的杏仁核」。

這就是為什麼在第19頁的〔練習01〕中，希望你「找出大自然及日常生活中的細微正向訊息，花一些時間慢慢咀嚼其感受」。在理解到這一點之後，再發自內心（敞開胸懷）地咀嚼日常生活及大自然中的美好事物，相信一定能讓效果更加顯著。

尤其推薦善加利用日常生活中的通勤或通學時間，撥出個五分鐘，放下智慧型手機，左右的張望一下，好好觀察周遭的景象。找出潛藏在日常生活中的人物、動植物等大自然及風景的有趣、美好之處，來一趟探險之旅。如此一來，相信一定能將眼前的世界變成「藏寶箱」。

CHAPTER 01

深入瞭解與生俱來的夥伴——壓力

為什麼每個人的體內都有壓力系統？

「負面壓力」與「正面壓力」

我們身處的這個世界，同時存在著正面及負面的事物。但因為深受負面偏見的影響，所以眼中所看見的世界往往會偏向負面居多。

同樣的道理，壓力也存在著正面及負面兩個面向。但是基於壓力的特性，導致大多數人都只看見它不好的一面。換句話說，我們對壓力有著非常強大的負面偏見。

很多時候，壓力確實會帶給我們煩惱及痛苦，嚴重者還會引發憂鬱症，甚至導致輕生。本書將這種類型的壓力稱作「**負面壓力**」。

另一方面，壓力也對我們的成長及幸福有所貢獻。像這樣能夠帶來幫助的壓力，本書稱之為「**正面壓力**」。

相信每個人都有過以下類似的經驗。考試前臨時抱佛腳，成功低空飛過。工作的結案期限快到了，生產力卻大幅提升，終於在最後關頭完成工作。每當這種時候，你是否總是埋怨自己：「為什麼就不能早一點拿出像現在這樣的幹勁」？

有時間限制的工作，往往能夠帶來典型的壓力狀態。隨著壓力升高，雖然會感到痛苦，但大腦的專注力及資訊處理能力也會相對提升，使得整體的工作效能大幅上揚。

「正面壓力」是獲得飛躍成長的動能

什麼樣的狀況，會帶給我們永生難忘的喜悅呢？

面對艱鉅的挑戰，即使不斷嚐到挫折及失敗也沒有放棄，最終獲得了成功。在那個瞬間，想必你的內心產生了難以言喻的感動吧。

但是請別忘了，在這個過程中，我們勢必承受極大的壓力。**正因為感受到壓力，所以感動才會特別刻骨銘心。**相反地，一件工作如果是在毫無壓力的狀態下完成，必定無法帶來真正的感動，而且也不會深深烙印在腦海裡。

壓力除了能夠帶來巨大的感動之外，在過程中的細微體會還能夠加速學習，讓我們快速成長、茁壯。

巨大的感動、成長及幸福，皆與苦難、困難所衍生出的壓力有著密不可分的關係。正因為辛苦，才會產生感謝之心；正因為辛苦，才會有所成長，並且感受到更大的幸福。

壓力能夠讓我們獲得飛躍性的成長，這是毋庸置疑的事實。我們的大腦及身體系統具備壓力反應，正是為了讓自己不斷成長。倘若壓力是一種有害無益的東西，早就在演化的過程中遭到淘汰了。

有些人能夠將壓力轉化為力量，促進自己成長；但也有些人敗給壓力，無法發揮原本應有的實力，甚至還為此感到憂鬱，停滯不前。既然我們都能感受到壓力存在於自身的「內在世界」，必然會有一套產生壓力的原理。

現代神經科學還沒有辦法將壓力的成因與現象完全解釋清楚。**但隨著科學的發展，對於過去被視為「黑箱」的大腦，如今已能做出較為深入的解釋，也漸漸明白了其與全身及壓力的關係。**尤其在壓力方面，近來科學界有著非常多關於細胞、分子層級的重要發現，這些知識對於我們的生活必定有所幫助。

歡迎來到壓力神經科學的世界！

請抱著期待的心情，一同揭開「內在世界」壓力反應的神祕面紗。

與壓力好好相處的「三大前提」

接下來，本書將從神經科學的觀點，剖析壓力機制的各種細節。但在此之前，為了增進你對壓力的認識，先來介紹關於壓力的「三大前提」。

前提1 壓力也有好的一面。正因為我們是需要壓力的，所以壓力不會消失。

第一個前提是在前文已經提過好幾次的觀念。**壓力有壞的一面（負面壓力），也有好的一面（正面壓力）。**壓力是人體所不可或缺的系統之一，正因為我們需要它，所以它一直都在。

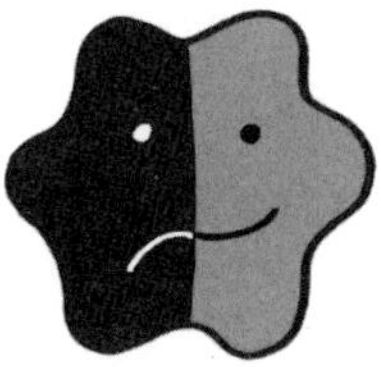

前提2 **每個人所感受到的壓力反應都不盡相同。**

第二個前提是必須接納每個人的壓力反應均有所差異，並非完全相同。壓力反應因人而異，例如，有些人對蜘蛛異常害怕，看到蜘蛛就會產生強烈的壓力反應，但有些人看了蜘蛛完全沒有任何感覺。

壓力反應的差異，有些來自於基因，有些則來自於從小到大的經歷。也許是大腦或身體內某種與壓力有關的化學物質分泌過多，或是某種接收壓力反應的受體（Receptor）過度活躍所導致，而這些現象也有可能是被外在環境所影響。

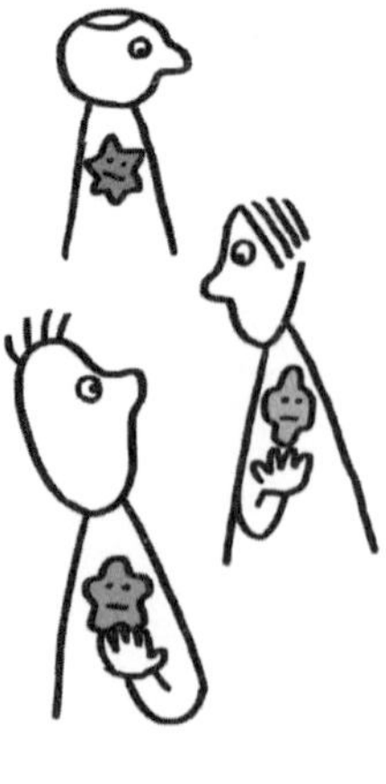

當一個人經常處在身心極度危險的狀態下，為了能夠應付每一瞬間的突發狀況，壓力反應自然而然會變得對環境的變化相當敏感。相反地，當提高壓力反應仍然沒有辦法解決問題的狀況一再發生，就會陷入疲乏，即使面對變化也不會產生任何反應，藉此把能量保存下來。

總而言之，壓力反應同時受到先天基因及後天環境所影響，每個人的狀況都不同，不應該把自己的壓力反應強行套用在他人身上。

前提3　好好認識及接納自己的壓力反應。

每個人面對壓力的反應都不相同。為了讓壓力成為助力，令自己有所成長、獲得幸福，最有效率的做法是好好認識並接納自己的壓力反應。

神經科學只能說明「面對什麼樣的訊息時，容易出現什麼樣的壓力反應」，以及「出現某種壓力時，腦部及身體會有什麼樣的反應特徵」等等，但是，並沒有辦法具體說出每個人在什麼樣的情況下，會出現何種程度的壓力反應。

因此，你在透過本書學習壓力反應特徵的同時，還是要回顧自身的狀況，找出沉睡在你的大腦中的具體訊息，瞭解自己的壓力反應與他人有何不同。就好像想要跟一個人成為朋友，你必須先了解這個人的習性，與壓力相處也是同樣道理。

面對陌生人時，大腦往往會抱持排斥的態度。隨著互相的理解加深，彼此的距離才會漸漸拉近。當你透過神經科學的知識對壓力有了大致的理解之後，接下來就應該好好與自己的記憶、身體，以及壓力對話，徹底認識及接納自己的壓力反應。

在這個過程中，就能夠與壓力慢慢拉近距離。**隨著一次次的共同患難，壓力反應將成為帶給你成長與幸福的最佳夥伴。**

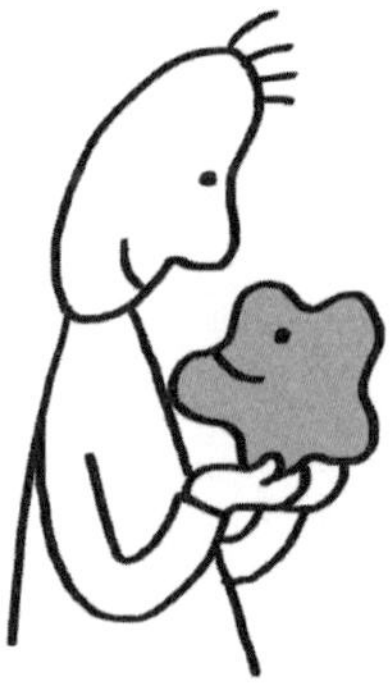

「壓力世界」有著什麼樣的結構？
——壓力、壓力源與壓力中介的差別

為了加深你對壓力的理解，接下來，我將介紹壓力世界的結構。首先解釋以下三個名詞的意義及相關性。

- **壓力源（Stressor）**
- **壓力中介／壓力反應（Stressmediator）**
- **壓力（Stress）**

這三個都是與壓力有關的專有名詞。為了與壓力共處及理解壓力，請務必記住這三個名詞的意義。（※9）

首先最容易理解的，就是「壓力」。**所謂的壓力，是在我們感受到之後，才能稱之為壓力。**而「感受到壓力」的意思，是指察覺到身體內部的變化。

而這些發生在身體或大腦內部環境的變化現象，就稱為「壓力中介」。當身體內部產生了壓力中介，我們就有可能感受到壓力。

反過來說，就算身體的內部產生了壓力中介，但如果我們沒有察覺到，就不能稱之為壓力。壓力中介的原文「Stressmediator」，其中的「mediator」有媒介的意思，**我們可以將它視為一種察覺壓力的徵兆。**

大多數的人應該都對「壓力中介」這個詞感到陌生，因此在本書中，我將壓力中介改稱為「壓力反應」。

簡單來說，當大腦和身體出現壓力反應時，而我們也察覺到了這個反應，就把這個現象稱作壓力。壓力反應是在不具主觀意識的狀態下發生，而「壓力」則是指主觀意識察覺到壓力反應的狀態。

此外，壓力反應也可以視為壓力的直接原因。沒有發生壓力反應，當然也就不會感受到壓力。就這層意義上來說，發生的原因並非來自於外在環境，而是來自於我們的身體內部。

壓力源、壓力中介與壓力的關聯性

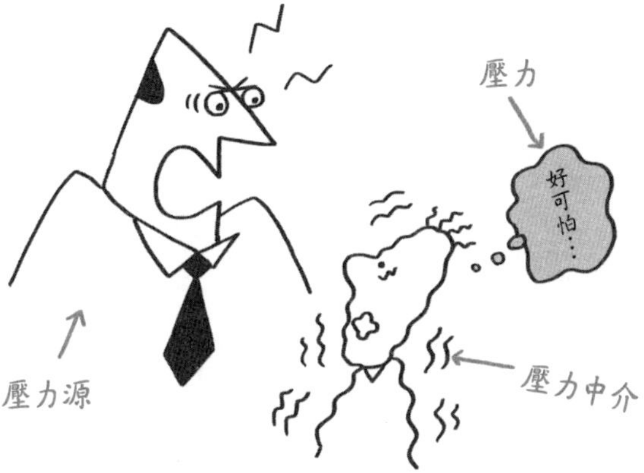

「才怪呢，我的壓力來自於那個囉嗦的上司。」我相信有些人心裡會這麼想，但是從科學的角度來看，上司並不是產生壓力的直接原因。

壓力之所以產生，直接的原因是出現在身體內部的壓力反應；另一方面，當然也不能否定囉嗦上司與壓力之間的關係。**像這樣會誘發壓力反應的訊息或刺激，就稱作「壓力源」。**

壓力源是誘發出壓力反應的一種刺激，可以將它視為產生壓力的間接原因。壓力源並不一定會誘發壓力，只是有這個可能而已。

壓力源可以分為兩大類，第一類是**外因性壓力源**，第二類則是**內因性壓力源**。

所謂的外因性壓力源是指來自「外在世界」的壓力源，例如：囉嗦的上司，或是刺耳的噪音。而內因性壓力源則是指有可能誘發壓力反應的「內在」壓力源，例如：回想起了遭上司責罵的不愉快經驗（請參閱第67頁）。

回想起不愉快的經驗，原因不能歸咎於當初造成不愉快經驗的人，而是要歸咎於記下了這件事並且回想起來的大腦。

什麼樣的人容易被「負面壓力」牽著鼻子走？

在此舉一個具體的例子，來說明「壓力源」、「壓力反應」與「壓力」的差異。

假設你突然聽見附近傳出了巨大的槍響，在還沒有深入思考之前，你的心臟就開始劇烈跳動。接著，立刻把本書丟向一旁，並將注意力轉移至槍聲響起的方向。像這樣在無意識的情況下心臟劇烈跳動的現象，就是壓力反應。

外因性壓力源與內因性壓力源的差異

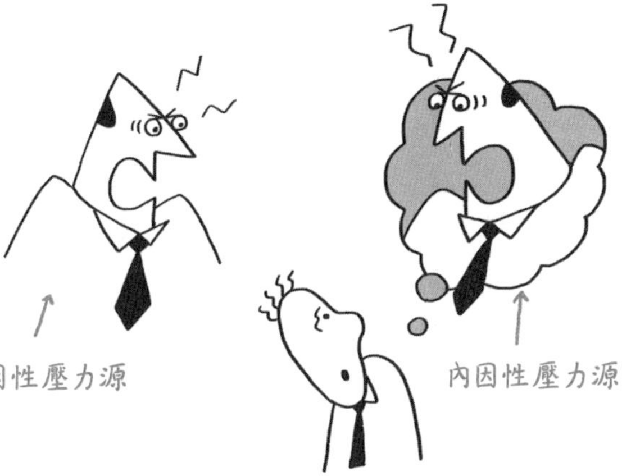

若要更具體地說明，首先，大腦中的杏仁核會受到強烈刺激，引發不安與恐懼，分泌出皮質醇（Cortisol）、去氫表雄固酮（Dehydroepiandrosterone，DHEA）壓力激素（Stress Hormone），將訊息傳遞至全身。接著，自律神經系統中的交感神經會開始運作，加快心跳速度，將能量供應至全身，以便隨時可以做出躲避或逃走的動作。**像這類與壓力有關的體內各種變化，就統稱為壓力反應。**

在這個例子，槍聲是外因性壓力源。在這樣的狀態下，如果你稍微恢復了冷靜，心裡察覺到「啊，我被槍聲嚇了一跳，現在很害怕」，這個狀態就稱之為壓力。**是否察覺壓力反應，警覺網路（參閱第26頁）的運作狀況是重要的變因之一。**

警覺網路能夠發出訊號，告知體內環境的變化，並且讓意識察覺到這個變化。這個察覺變化的大腦機制，與引發壓力反應的大腦機制並不相同，這一點認知非常重要。

為什麼非常重要？如果我們想要與壓力好好相處，首先要做的就是確實察覺自己的壓力反應。無法確實察覺壓力反應的人，往往會被負面壓力牽著鼻子走，甚至因而搞砸事情。換句話說，**明明產生了壓力反應，卻沒有辦法察覺，這種人特別容易成為負面壓力的受害者。**

為什麼必須為了擁有察覺壓力反應的能力，而鍛鍊我們的警覺網路？這是因為只要不放過任何一絲一毫，就可以針對壓力反應立即採取應變措施，如此一來，便能夠大幅減少壓力對我們造成的負面影響。相反地，如果沒有辦法察覺到壓力反應，就無法採取應變措施，導致壓力反應長期累積，陷入負面壓力的困境中。

關於壓力的第四個關鍵詞：「恆定性」

每個人或多或少都會察覺到一些自己的壓力反應，並且採取消除壓力的行為。正因為能夠察覺自己的體內環境變化，才能夠採取這樣的行為，以消除負面壓力。

然而，光是要察覺自己的壓力反應，還不算能夠與壓力好好相處。有時反而會因為察覺到壓力反應，注意力受到吸引，讓負面壓力變得更加嚴重。

想要與壓力好好相處，自我成長並且獲得幸福，察覺壓力反應只是必要條件，並非充分條件。

為了化壓力為力量，進而減少負面壓力的影響，我們必須先瞭解體內壓力反應有何機制。因此，除了壓力源、壓力反應及壓力之外，接下來還要介紹另一個名詞：**恆定性（Homeostasis）**。

我們的身體裡確實有著在無意識之間自動引發壓力反應的機制，但在另一方面，也有著在無意識之間自動設法緩和壓力反應的機制。

發生壓力反應的狀態，就好比是體內各個角落的平衡遭到打亂。當發生這種情況時，

大腦及身體的各處會在無意識之間自動產生重新恢復平衡的反應，這個機制就稱作恆定性。

只要明白了這個相應於體內壓力反應的機制，就能知道該如何針對自己體內的壓力反應採取因應措施。我們將在第2章詳述。

為什麼壓力系統會存在於我們的體內？

我們的身體為何需要壓力系統？究竟有何用途呢？**首先，壓力反應能夠讓我們知道壓力源對自己具有何種意義。**

當附近響起了巨大的槍聲時，一個人如果完全沒有壓力反應，就不會做出逃走或躲避的動作，那麼，生存機率就會大幅下降。因此，伴隨壓力反應而產生的恐懼與不安等情緒就有其必要。

再者，壓力系統除了能夠告知「那是什麼樣的訊息」之外，還會對記憶系統造成影

壓力系統能保護我們的生命安全

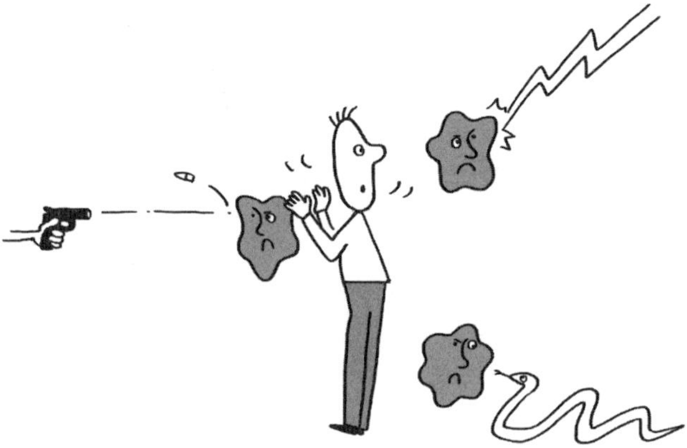

響。會讓自己產生壓力反應的訊息或刺激，當然要保存在大腦的記憶之中，才能提高生存機率。因此，**在發生壓力反應的狀態下，學習效果（記憶能力）也會特別顯著。**

這種強迫大腦記住不好經驗的機制，往往會讓我們感到痛苦。**但是從生物的角度來看，將足以引發壓力反應的事物深深記住，當大腦再次遇到相同的訊息或刺激時，就可以更快速地做出適當的反應。**

以人類的情況而言，當有了記憶之後，我們就能夠根據記憶來進行預期或推測，甚至還可以防範於未然。像這種大腦的風險判斷機能，也是因為有了壓力系統才能做得到。

這一切都是為了提高我們的生存機率。在生物所擁有的體內機能之中，反應最強烈的往往是維持生命所必需的機能。或許也可以這麼說，**壓力系統存在的最大理由，就是為了保護我們的生命安全。**

維持生命所不可或缺的壓力系統一旦出錯，我們的生命自然也會暴露在風險之中。因此，站在科學的角度確實理解這個重要的壓力系統，進而探索出與壓力系統共處的方法，必定能讓你的人生過得更加多采多姿。

生活周遭的「四種壓力源」

前文已提到壓力源有外因性及內因性的分別。一般情況下，外因性又分為物理性壓力源及化學性壓力源；內因性又分為生物性壓力源及心理性壓力源。而本書所談的主要是「**心理性壓力源**」，以下則針對其他的壓力源簡單做個介紹。

所謂的「**物理性壓力源**」，是指由觸覺、視覺或聽覺所接收的壓力源，例如接觸、寒冷刺激、疼痛信號，或是光波、音波。而「**化學性壓力源**」則是指對味覺或嗅覺造成影響的化學分子。至於「**生物性壓力源**」，指的則是因發炎、感染或空腹所造成的壓力反應。

關於物理性、化學性及生物性壓力源，在這裡只介紹兩個重點。第一，這些壓力源存在於我們的生活周遭；第二，這些壓力源往往會佔據我們所有的注意力。就像筆者在前文再三強調的，我們能付出注意力的對象其實相當有限。

例如周圍很吵，或是身體不舒服時，這些狀態或訊號會佔據我們的注意力，使得我們沒有辦法把注意力放在原本想要關注的訊息上。說得更明白一點，就是沒有辦法集中注意力，導致無法發揮原本的能力。

因此，想要與心理性壓力源好好相處，使自己成長並且獲得幸福，還有一個前提：你必須確實管理好環境及身體狀態，讓物理性、化學性，以及生物性壓力源都在自己的掌控之中。

不過另一方面，**物理性、化學性及生物性壓力源還有一個特徵，那就是除非刺激太過強烈，否則大多會發生習慣化（Habituation）的現象。**（※10）因為訊號的輸入往往在某種程度上有一定的規律性，而生物會逐漸適應這個規律。

此外，就算周遭環境或身體狀況沒有辦法保持穩定的良好狀態，只要具備足夠強力的下行注意（參閱第14頁）或是堅定的意志力，仍然有可能把注意力放在自己想要關注的事情上。

但如果可以的話，最好還是自行管理好周遭環境及身體狀況，這樣才能專心地面對心理性壓力源，將壓力轉換為助力。

「心理性壓力源」不僅無法習慣，而且還很可能會惡化

當身體或環境狀況不佳時，可能會因為心思受到干擾，而無法全心面對自己的心理性壓力源，因而導致心理性壓力反應變得更加強烈。此外，心理性壓力源的肇因往往來自於過去經驗所留下的記憶，而非單純的訊號輸入，因此很難加以「習慣」。

心理性壓力源的增強機制

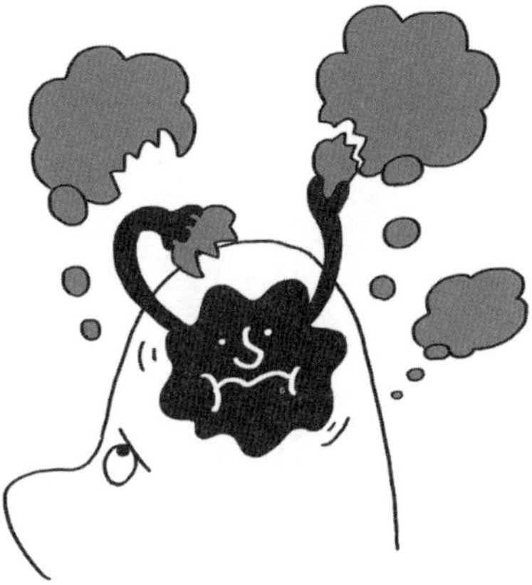

科學家曾經以老鼠做過實驗。老鼠會對於物理性（電流）壓力源產生習慣的現象，例如在重複刺激多次之後，壓力反應（正腎上腺素〔Noradrenaline〕的分泌）會出現趨緩的跡象。**不過，如果是心理性（恐懼或不安）壓力源，則非但沒有辦法習慣，而且壓力反應還會越來越強烈。**（※11）

心理性的壓力往往涉及恐懼、不安等各方面的過往經驗，這些經驗會進入大腦的神經細胞中，成為記憶。

當心理性的壓力反應越強大，這起事件就會越容易被輸入海馬迴的情節記憶及杏仁核的情緒記憶之中。

如此一來，當這起壓力事件結束之後，自己依然會十分在意，不時回想。

那麼，原本就相當有限的注意力，便會被強制放在這起不愉快的事件上。**而且更糟糕的一點，今後每當想起這件不愉快的事情，記憶就會加深一分。原因就在於這符合了「Use it or Lose it」的原則。**

不僅如此，腦中不斷回想的記憶並不見得完全正確。由於大腦裡保存著各式各樣的訊息，不愉快的回憶可能會遭到修改或加油添醋，變得讓人更加不舒服。

一旦像這樣在不知不覺中陷入負面偏見的惡性循環，其實是非常危險的事。因為這會讓大腦自行想像出不舒服的情境，並把這個訊息記錄下來，導致負面的念頭長期積鬱在心中。

因此，最重要的是，當出現了壓力反應的時候，就要立刻察覺，並且妥善採取因應措施，讓這個記憶盡早從自己的大腦中消失。

負面壓力之1：千萬要小心「慢性壓力」

負面壓力之中，包含了一種「慢性壓力反應」。一般情況下，壓力反應只會出現在必要的時刻，這種壓力反應能夠提升我們的工作能力及學習效率。但如果是長期接收慢性壓力反應，則很可能會腐蝕我們的身心。當一個人產生慢性壓力時，就算沒有感覺到什麼強大的壓力，也會一直處於承受著壓力的狀態。

研究顯示，當一個人長期處在慢性壓力反應之下，名為皮質醇的壓力激素會持續刺激海馬迴，導致海馬迴萎縮，這很可能與憂鬱症的發病有關。（※12）

例如，同事在公司裡花了很長的時間整理出一份資料，他對完成的資料相當有自信，沒想到在眾人面前卻被上司狠狠地譏笑了一番。任何人遇到這種情況，應該都會感受到壓力吧。如果只是在事發當下產生壓力，或許能夠藉此獲得學習及成長的機會，但在大部分的情況下，當事人事後想起還是會對上司的行為感到忿忿不平。

當事人可能會在返家途中回想這件事，而且越想越生氣。不知不覺，滿腦子全是「為什麼他要說那種話」、「上次也發生過類似的事」之類的想法。如果當事人能夠立刻切換心情，告訴自己「再想下去也無濟於事」，情況就能獲得改善。但，如果當事人沒有察覺到自己的狀態，不斷地重複回想，使得心情越來越糟，不舒服的記憶就會不斷被強化與增幅。

假設同事回到家之後，把這件事告訴了伴侶。本來想要獲得安慰，沒想到對方也剛好心情差，反而抱怨：「你為什麼要說這些，聽得讓人心煩。」當事人遭遇這樣的對待，自然壓力會更加累積，躺在床上時，腦袋裡依然想著這件事，完全無法入眠。因為睡不好的關係，壓力更大了，隔天就以這樣的狀態前往公司。由於睡眠不足，導致工作效率降低，壓力更是急速攀升。而且在公司還得面對那個有如惡魔一般的上司，光是看到他，就感到怒火中燒……

這樣情況如果長期持續下去，就會陷入慢性壓力，可說是非常危險。正因為如此，自己先察覺到壓力的存在，是非常重要的環節。正在閱讀的你，此時應該處在非常冷靜的狀態，或許心裡會認為：「我如果遇上那種狀況，應該能察覺自己正感受到壓力」，其實不然，**當一個人真正承受著強烈壓力反應時，大腦會陷入難以自我檢視的狀態。**

因此，**更應該趁平常壓力反應不強烈、心情能維持冷靜的時候，好好善加運用體內的警覺網路，與內在世界對話，仔細觀察是否有任何輕微的壓力反應，及早確認自己是否正處於壓力的狀態下。**

只要能夠提早發現，就能夠盡快讓記憶從腦中消失，如此一來，大腦就比較不會殘留深刻的記憶，也能夠較早採取適當的因應對策，且不需擔心身心會遭受負面壓力侵蝕。

「壓力＝壞東西」的刻板印象會讓壓力惡化

有個相當有趣的心理學研究。

史丹佛大學（Stanford University）的阿莉亞・庫朗（Alia Crum）博士相當熱衷於進行安慰劑效應（Placebo Effect）及心態（Mindset）的研究。她發表了許多耐人尋味的研究成果，其中有一項研究指出：「**如果把壓力當成壞東西，壓力的程度就會升高」，以及「如果抱持著『把壓力當作學習』的心態，壓力的程度就會降低**」。（※13）

這個實驗讓我們重新體認了對壓力抱持正向心態的重要性。但，有一點相當重要，那就是必須比對實驗的環境條件及現實中的實際狀況的差異。這場實驗中，受測者是在看了宣揚「把壓力當作學習」的影片之後才接受實驗，這時大腦裡還殘留著「把壓力當作學習」的訊息，因此，壓力的程度才會降低。

在日常生活中，幾乎不可能找得到像實驗室這樣，可以觀看影片學習全新看待壓力的環境。換句話說，絕大部分的人都是處於大腦中沒有此訊息的狀態。相對之下，「壓力是壞東西」的印象還比較強烈。

另外一點，壓力反應總是說來就來，不會給人做好心理準備的時間。在這樣的情況下，多數人的大腦應該都會對壓力產生排斥反應，出現「壓力是壞東西」的念頭。就算曾經聽過「把壓力當作學習」這個說法，也很難在瞬間改變觀念。

想要推翻「壓力是壞東西」的刻板印象，只能靠「反覆練習」

然而，阿莉亞・庫朗博士的實驗還是告訴了我們一個非常重要的關鍵。那就是只要大

「把壓力當作學習」的心態

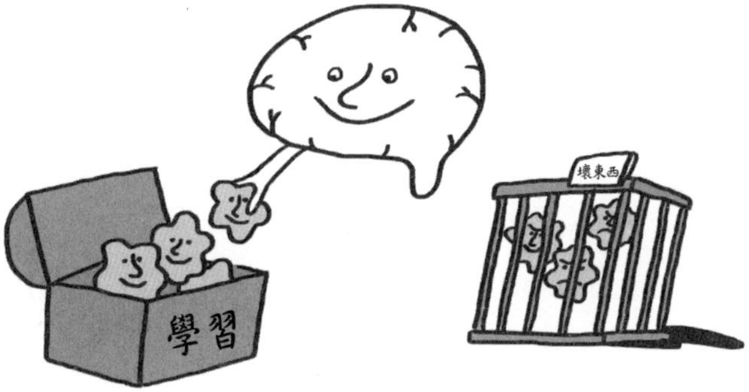

腦裡殘留著「把壓力當作學習」的訊息，不僅壓力程度會降低，而且有助於自我成長。

想要把這個知識活用在日常生活中，不能只是靠單純的理解，還必須將「壓力等於學習」這件事深深烙印在大腦才行。一旦大腦的記憶不夠深刻，就無法化為實際的反應。說得更明白一點，單純的理解就像是紙上談兵，根本無法加以實踐。

要怎麼做才能讓大腦深刻記住這個觀念？**在日常生活中，必須要虛心面對壓力，不斷反覆思考「如何將壓力轉化為學習」及「壓力如何對成長及能力的提**

升發揮正面作用」等問題。如此一來，「壓力等於學習」的記憶就會越來越深刻。

第64頁所介紹的〔練習02〕，很適合在日常生活中撥出一些時間來加以實踐。不管是想法還是行動，必定是經過反覆練習，使得加深記憶的那一方優先呈現出來。如果只是理解而已，人是不會有所改變的。唯有伴隨著強烈體驗的深刻記憶，才能改變我們的言行舉止。

增強「把壓力當作學習」的記憶——將壓力的效果化為語言

相信每個人都曾獲得壓力的好處，可能是工作效能提高，也可能是完成了某一項艱鉅的任務，而感受到喜悅與幸福。像這種時候，我們就要趕緊讓大腦認知及記住「把壓力當作學習」的觀念。想要與壓力好好相處，這可說是不二法門。

如果能夠把壓力的好處化為語言，效果將更為顯著。建議你可以參照〔練習02〕的問題，寫出一個具體的故事，告訴自己「這就是壓力給我的好處」。

不過，為了讓大腦更加客觀地接收這個故事，建議不要使用第一人稱「我」，而是用自己的名字，後面加上「先生」、「小姐」、「同學」之類的稱謂。

不需在意困難或挑戰的程度，也不必與他人比較，更不必把故事寫得誇大其詞。只要回想自己是如何挑戰困難的事情並成功克服就行了，目的在於讓大腦知道「壓力其實是在人生道路上，不斷幫助自己的好夥伴」。

寫這個練習的最大重點在於「真心誠意」。或許這聽來有些陳腔濫調，但「發自內心」真的非常重要。內容沒有對錯，重點只在於是否全心投入。

當然也不用在意錯別字。訣竅是在腦中細細回想事件的來龍去脈，而且還要回想當時的感受，**引出「情緒記憶」**。

帶著感情寫下這段故事，能夠讓大腦體會且深深記住壓力也有好的一面，並非只是帶來痛苦而已。

如何將壓力的效果化為語言

注意以下幾個重點，試著寫出一個故事。

❶ 在過去的人生之中，你曾經在承受壓力的狀態下達成什麼樣的事情？

❷ 達成這件事的瞬間，自己有著什麼樣的感受？

❸ 過程中承受了什麼樣的艱辛、挑戰及壓力？

❹ 在承受這些的當下，你有著什麼樣的感受？

❺ 在那樣的壓力之下，你為什麼還能繼續堅持下去？是否接受過他人的幫助？

❻ 最後，向這一連串的艱辛、挑戰、壓力、沒有放棄的自己，以及幫助過自己的人說一聲「謝謝」，作為結尾。

「抱持心態」是什麼意思？

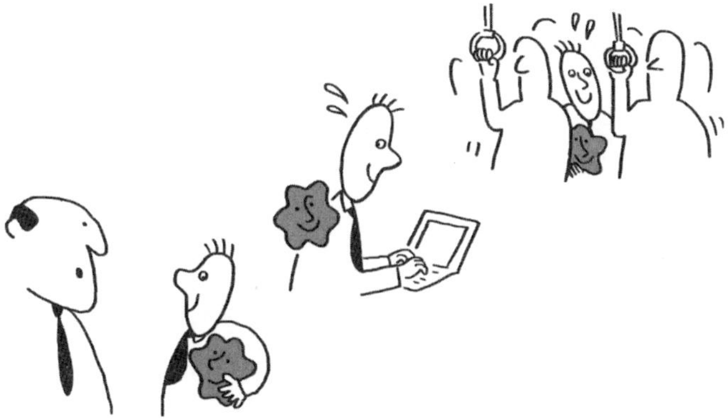

藉由「抱持心態」來告訴自己壓力是有用的

除了阿莉亞．庫朗博士之外，還有許多心理學家也都曾提出壓力有助於成長而並非全是壞事的觀點。擁有如此心態，正是將壓力化為力量的重要關鍵。

但嚴格來說，與其說是要「擁有」這樣的心態，或許稱之為「抱持」這樣的心態會更加貼切。因為「擁有心態」感覺像是暫時性地告訴自己「應該要這麼想」，然而，在真正發生壓力反應的當下，要讓自己這麼想其實並不是一件容易的事。

實際上，應該要怎麼做才對呢？我們必須讓大腦處於「即使沒有刻意去想，也會認為壓力對自己有幫助」的狀態。這就是本書想要強調的「抱持」比「擁有」更加重要的意思。

就現實狀況來看，經常提醒自己「壓力有用」的狀態，跟抱持「壓力有用」心態的狀態，大腦處理訊息的方式是截然不同的。

「中央執行網路」與「預設模式網路」

刻意去意識或特別提醒自己「壓力對我們的成長很有幫助」的狀態，運用到的是大腦中的「中央執行網路」。

「中央執行網路」（Central Executive Network）顧名思義，就像是大腦的司令塔。當我們要刻意注意或思考一件事時，使用的都是這套網路系統。（※14）

因此，當我們刻意提醒自己「壓力有用」時，靠的便是「中央執行網路」將這個訊息從記憶中抽取出來。

另外，還有一套與「中央執行網路」相對應的網路，稱作「預設模式網路」。同樣顧名思義，這是一套「原本就是這個狀態」的網路。

「預設模式網路」（Default mode Network）是藉由深深烙印在腦中的長期記憶所引導的網路系統。當大腦有著根深蒂固的記憶，這些記憶便會在不知不覺中引導自己的思考及行動。

例如，我常光顧某家咖啡廳，每當我很自然地走進店內，點了咖啡之後，就會毫不猶豫地走向相同的座位。我相信大家應該也有過類似經驗，想想實在很奇妙，不是嗎？

這就是「預設模式網路」對我們的行為所造成的影響。

剛開始的時候，我們的心裡會想著「坐哪裡好呢」，最後決定「不然，坐那裡好了」。此時在大腦中運作的是「中央執行網路」。光顧了好幾次之後，大腦會深深記住「這個座位坐起來最愜意舒適」。此時，這個記憶就會決定我們的行為及意志，由「預設模式網路」取代「中央執行網路」進行演算，讓我們在不知不覺之中走向那個熟悉的座位。

通勤、通學路上也會發生類似狀況。剛開始的時候，我們會走得很小心，心裡不時想著「這個路口要不要轉彎」。但是幾次之後，就算什麼都沒想，記憶也會引導我們走向正確的道路。這正是由記憶主導行動的狀態，想法及言行舉止完全不需要刻意思考。

如果你想要將壓力化為力量，幫助自己成長及掌握幸福，你一定要設法讓「壓力有用」這個觀念，變成由「預設模式網路」來處理及演算。因為當發生強烈的壓力反應時，就算想要告訴自己「把壓力當作學習」，「中央執行網路」也往往無法正常發揮機能。關於這一點，將在第2章詳述。

總而言之，我們必須每天都告訴大腦「壓力對成長很有用」，讓這個訊息在大腦中留下深刻的記憶痕跡。只要每天持之以恆地這麼鍛鍊大腦，日後就算發生了強烈的壓力反應，我們也會在接近無意識的狀態下「把壓力當作學習」，自然而然地往前邁進。**只是這個練習必須在壓力還沒有出現的時候就要反覆進行，不能在出現了壓力之後才臨時抱佛腳。**

不能等到感受到壓力的痛苦之後，才想要正視壓力。必須在壓力還未產生之前，就設法與壓力維持良好的關係。如此一來，當遇到了巨大壓力的時候，平日的努力必定能看見成效。

第三套網路系統：「警覺網路」

要讓大腦學習「壓力能讓我們有所成長」這個新知識，必須仰賴「中央執行網路」這個司令塔。「中央執行網路」就像是學習新事物的引導者，它會負起監督的職責，直到大腦牢牢記住為止。如果沒有「中央執行網路」的引導及監視，我們每個人都無法自我突破，大腦會一直抱持著「壓力是壞東西」的觀念。由於那是大腦經常使用的迴路，因此神經細胞較成熟，需要耗費的能量也比較少。

另一方面，對於處理不習慣的想法及行動，這部分神經細胞較不成熟，其能量也較易耗損，因而容易導致頭腦有一股鈍重感。當出現這種感覺時，我們往往會想要回歸比較輕鬆的思考方式。所謂比較輕鬆的思考方式，就是已經使用得相當習慣的深刻記憶，也

三種網路的差異

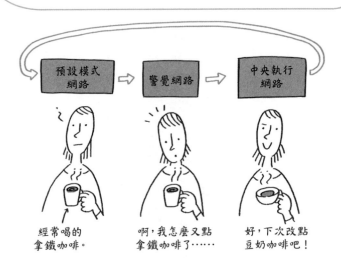

經常喝的拿鐵咖啡。
啊，我怎麼又點拿鐵咖啡了……
好，下次改點豆奶咖啡吧！

就是「預設模式網路」。**「預設模式網路」是在無意識的狀態下運作，接近自然反應，是大腦非常熟悉的迴路。**

在此想要強調的，並不是「預設模式網路」與「中央執行網路」哪個比較好，或是哪個比較不好；而是我們必須理解每一種網路的功能，並且清楚知道該以何種方式來處理特定訊息。

單以壓力反應而言，我相信大部分的人心中都有著「壓力會帶來痛苦」的強烈記憶。因此，在「預設模式網路」的運作之下，理所當然會對壓力抱持負面的看法。

至於「警覺網路」的立場，就像是處在「預設模式網路」與「中央執行網路」的中間，發揮著互相切換的作用。當我們下意識地認定「壓力是壞東西」時，唯有「警覺網路」能夠讓我們察覺自己正抱持著這樣的心態。

在序章一開頭，我們提到了察覺自己內在環境反應的重要性。

而那正意味著我們必須仰賴「警覺網路」，來察覺「壓力是壞東西」的深刻記憶所導致的「預設模式網路」反應。接著，必須使用「中央執行網路」啟動「下行注意」，刻意告訴自己「壓力是有用的」。反覆進行這個步驟，「壓力是有用的」這個訊息就會逐漸烙印在大腦中（形成記憶痕跡）。如此一來，「預設模式網路」便優先認定「壓力是能夠幫助我們成長的好東西」。在這樣的狀態下，才算是真正獲得了「把壓力當作學習」的心態。

靠著「身體的例行公事」讓壓力成為助力

在第1章，我們先不談細微的壓力反應機制，而是從大腦網路的觀點，概略性說明壓力的原理。本章最後，**我想要分享一個技巧，好讓你在產生壓力反應時，大腦能夠更加深刻地記住「壓力是有用的」，同時讓壓力反應保持在適當的程度。**

我想大部分人都聽過「例行公事」這個說法。簡單來說，就是「每次做著事先規定好的相同事情」。雖然例行公事予人枯燥乏味之感，但是**每次都做著相同的事情，能夠有效地將處理訊息的主體從「中央執行網路」切換為「預設模式網路」。**

「例行公事」就像是一種事前的準備工作。每天認真地執行事先規定好的相同事情，這樣的行為能夠帶來安心感，讓自己維持在穩定良好狀態的成功率也會提高。想要將壓力轉換為助力，建立起屬於你的例行公事必定有著相當大的助益。

說起例行公事，就不得不提到職棒選手鈴木一朗。從走進打者等候區，到站在投手面前，他的動作可說是有條不紊，就像例行公事一樣。而且聽說就算是沒有比賽的日子，鈴木一朗在日常生活中也有很多一定會做的例行公事。

總而言之，**擁有越多有用的例行公事，就能讓更多有用的訊息轉為以「預設模式網路」來處理。「預設模式網路」的處理速度較快且較有效率，這麼一來，「中央執行網路」**

便能夠有更多的資源來學習新的事物。

重點就在於，必須趁著沒有壓力反應的日常生活，不斷重複這些例行公事，讓大腦記住。否則，當真正遇上事情時，大腦是不會乖乖聽話的。

善加利用「同時受到激發的神經細胞會串聯在一起」的原則

如果你希望當壓力反應發生時，壓力會成為你的助力，接下來，請好好設定一些屬於自己的例行公事。

設定例行公事的重點，在於「獨特而單純」。雖然不見得一定要是簡單的動作，但由於熟悉例行公事得花一些時間，剛開始的時候最好還是把例行公事設定得簡單一點。

此外，在獨特性這一點上，務必不要妥協。不管是鈴木一朗，還是打橄欖球的五郎丸選手，他們的例行公事都相當獨特。這裡所謂的獨特，是指平常不太會做的行為或肢體動作。

為什麼獨特性很重要？因為這些獨特的動作，會在大腦裡和「壓力有助於成長」的訊息串聯在一起，一同受到學習（記憶）。如果設定了一個隨時隨地都有可能做出來的肢體動作，大腦就無法深刻體會這個動作具有什麼樣的意義，那麼，例行公事的效果就會降低。

神經科學領域有句話是這麼說的：「Neurons that fire together wire together.」意思是「同時受到激發的神經細胞會串聯在一起」。這可說是神經科學的一大原則：**當大腦同時出現兩種訊息時，負責這兩種訊息的神經細胞會連結在一起。**在神經科學領域，這一點已經從細胞及分子的層級獲得了印證。

其實早在很久以前，心理學界相當知名的「巴甫洛夫的狗」實驗便已證實了這件事。拿肉給狗看，狗會流口水。對著狗搖鈴鐺，狗當然不會流口水。但如果是一邊拿肉給狗看，一邊對著狗搖鈴鐺，重複這樣的動作一段時間之後，狗就算只是聽見鈴鐺聲，也會自動流口水。

這意味著聽見鈴鐺聲的神經迴路，與看見肉的神經迴路「同時（Together）」被激發，因而形成了聽見鈴鐺聲也會流口水的迴路。

同時受到激發的神經細胞會串聯在一起

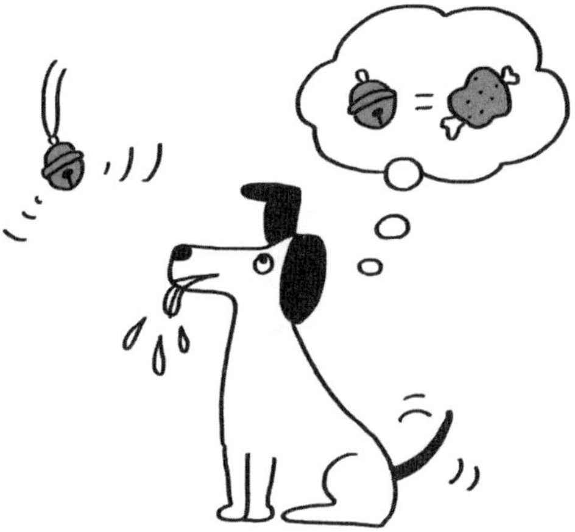

知道了這個原理之後，請試著思考看看，應該設定什麼樣的獨特肢體動作，才能在發生壓力反應時，讓壓力維持在適度的狀態。在做出動作的同時，也請別忘了在心中默念「謝謝壓力帶給我成長的力量」。

當然不必完全照著這句話說，請你設想一句能夠讓自己打從心底接納壓力的話。決定好了這句話及肢體動作之後，請每天重複執行，就算只有十秒鐘也沒關係。

你可以模仿基督徒禱告時，以手指在胸前劃十字。或是把右手掌放在胸口，閉上眼睛，將頭微微往上抬，慢慢地吸氣及吐氣。平常應該很少有機會做出這些動作，很適合拿來當作每一天的例行公事。

請帶著樂在其中的心情，不斷重複這個例行公事。感受壓力的美好一面，直到它變成你的一部分，也就是成為能夠以「預設模式網路」來處理的狀態。如此一來，當你在發生壓力反應時，就能讓壓力維持在適當的程度。

題外話，像是三三七拍子[2]、二禮二拍手一禮[3]、在手心寫「人」[4]、小咒語、觸霉頭的事物、茶道禮儀……等等，都有一些看似神聖又奧妙的獨特動作。或許這些動作的真正目的，都在於改變大腦的狀態吧。

關鍵就是應該以什麼樣的自身狀態或訊息，來連接這些獨特的肢體動作。如果沒有辦法明白其真正的價值，只是有樣學樣地照著做，就會變得虛有其表，無法發揮原本的效果。因此，在重複這些動作的時候，最重要的就是必須真心誠意，投入全部的心思。

2 譯註：一種獨特節奏的拍手方式，多用在聚會場合上。
3 譯註：日本神道中祝禱膜拜的正式作法。
4 譯註：日本人流傳這麼做可以消除緊張。

練習｜EXERCISE

03 設定「身體的例行公事」以因應壓力反應

注意下列幾個重點，設定屬於你的例行公事，
並且重複執行。

❶ 動作必須要有獨創性。

❷ 剛開始的時候，建議採用能夠輕易上手的簡單動作。

❸ 一邊做著動作，一邊在心中默念能夠讓自己對壓力抱持正向心態的詞句，例如「謝謝壓力帶給我成長的力量」。

❹ 每天一定要執行這個例行公事，就算只有十秒鐘也沒關係。

❺ 一定要真心誠意，投入全部的心思。

❻ 當感受到壓力的時候，就執行這個例行公事，並且持之以恆。

CHAPTER

02

減緩負面壓力

以科學角度切入，並善用大腦及身體的特性。

如何處理負面壓力

——感受到負面壓力，就要迅速消除

壓力與「心理安全狀態」的關係

在第1章中，我們提到了負面壓力之一的「慢性壓力反應」。事實上，除了慢性壓力反應之外，還有另一種要盡可能避免的負面壓力，那就是「過度強烈的壓力反應」。

「慢性壓力反應」是指長時間持續的壓力反應，而**「過度強烈的壓力反應」則是指大腦及體內環境在某個時間點突然徹底失去平衡的狀態。**

就生物角度來看，過度強烈的壓力反應有其存在的意義，但在現代社會中，這樣的反應往往是不必要的，該如何與這些反應好好相處，是一大課題。

過度強烈的壓力反應會讓我們的心理陷入危險狀態，大腦的運作系統會與原本的心理安全狀態截然不同。因此，世界知名企業如Google都特別重視於提升員工團隊的**「心理安全狀態」**。

有一篇關於壓力的論文，自二〇〇九年刊登在《自然》（*Nature*）雜誌之後，就經常被引用。在此以淺顯易懂的插畫來呈現其論述，放在第83頁。（※15）

上方的圖為壓力反應過度強烈的狀態，下方的圖則為壓力反應適中的狀態。相信讀者們一眼就能看得出來，兩種狀態下所使用的大腦系統完全不同。

如何判斷是否處於壓力反應過度強烈的狀態？壓力激素之一的皮質醇分泌量是一種有效的指標。皮質醇會在大腦的指令之下，由位在腰際附近的腎上腺皮質（Adrenal Cortex）分泌出來，並順著血液反饋至腦部。

此時，皮質醇會進入腦中的杏仁核內，並由A受體接收。如果A受體能夠將皮質醇完全接收，那麼，壓力的反饋程度就會維持在適當的狀態；若A受體全都被填滿，多出來的皮質醇會被B受體接收，杏仁核就會認定皮質醇層級（壓力反應層級）過高，開始誘發強烈的恐懼或不安，逼使大腦做出趕緊逃離現場的反應。

《自然》雜誌上的該篇論文稱此時的大腦狀態為「Loss of Prefrontal Regulation」，意思是**「喪失前額葉皮質的掌控機能」**。包含「中央執行網路」在內，整個「下行注意」的意識都由前額葉皮質所掌控。換句話說，**當發生壓力反應太過強烈的狀況時，我們的大腦會做出「沒時間思考了，快逃命要緊（或是戰鬥）」的決定。**

如果是在必須要逃走的危險情況下，這樣的反應能夠幫助我們提高生存機率，可說是非常重要。

然而，這樣的反應也會出現在重要的考試或盛大的發表會上，使我們無法展現出原本的實力。因此，在現代社會中該如何處理這些太過強烈的壓力反應，也同樣重要。

另外，《自然》雜誌上的論文並沒有提到前額葉皮質的所有機能。為了讓讀者們能明白過度強烈的壓力反應會導致哪些機能喪失，在此針對前額葉皮質做更進一步的介紹。

前額葉皮質（Prefrontal Cortex）通常簡稱**PFC**。圖中的**dlPFC**和**rlPFC**

壓力反應過度強烈狀態下的大腦，與壓力反應適中狀態下的大腦

心理危險狀態
（壓力反應過度強烈狀態）

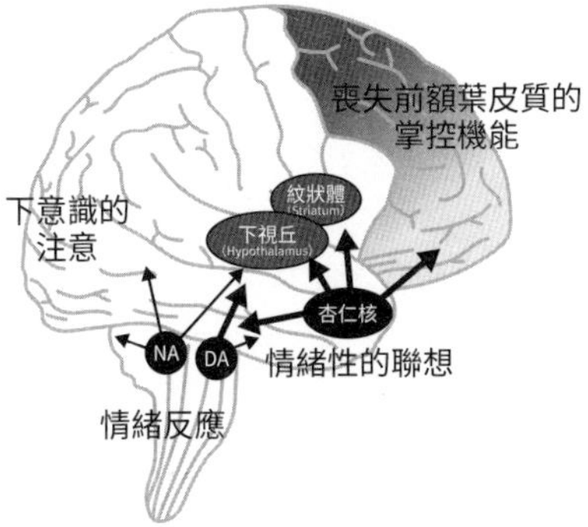

心理安全狀態
（壓力反應適中狀態）

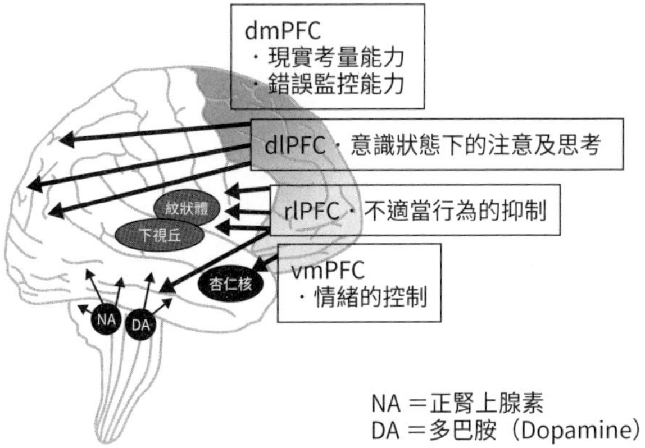

出處：Arnsten AFT. Stress signaling pathways that impair prefrontal cortex structure and function. Nat Rev Neurosci. 2009; 10(6):410-422. doi:10.1038/nrn2648

都屬於前額葉皮質（PFC）的一部分。dl、rl都是前額葉皮質上的細部位置。例如r是rostro的縮寫，意思是「前（吻）側」。l是lateral的縮寫，意思是「側面」。其實，無需死記這些細節，只需要知道前額葉皮質也分成很多不同的部位，且這些部位各有不同的機能就行了。

例如dlPFC這個部位的機能是「top-down guidance of attention and thought」，也就是**控制下行的意識狀態下的注意及思考（下行注意）**。也因為有了dlPFC，才能夠依照自己的意志觀看某物，或是把注意力放在某物上。我們之所以能夠自由思考、想自己所想之事，都必須歸功於dlPFC。

然而，一旦出現過度強烈的壓力反應，dlPFC就會喪失機能，也就無法依照自己的意願對任何事物投入注意力或思考。

過度強烈的壓力反應即便只有一瞬間，也會在腦中增強

當面臨這樣的情況時，到底大腦會把注意力放在什麼樣的事情上？既然出現了過度強烈的壓力反應，負面偏見也會發揮強大的影響力，導致注意力完全被負面訊息佔據。

就算那起負面事件只發生在一瞬之間，其所帶來的震撼力量越大，越會對我們的大腦造成極大的影響。而大腦受到的影響越大，也就越容易引發出過度激烈的壓力反應，導致這起事件被深深烙印在大腦的記憶之中。**或許，實際上發生事情的時間非常短暫，但那副景象卻會在大腦內部不斷重演，而且每想起一次，記憶就會加深一分。**

記憶被抽出（使用），是記憶加深的唯一條件。這也是前文曾提到的「Use it or Lose it」原則。因此，當發生強大震撼力的負面事件時，就會使人直直墜入負面記憶的地獄之中，結果形成慢性壓力，甚至陷入危險狀態。

像這種震撼力太強的負面經驗，有時甚至會引發心理創傷（Psychological Trauma）。貝塞爾・范德寇（Bessel van der Kolk）是全世界首屈一指的心理創傷研究權威，他在其著作《心靈的傷，身體會記住》（*The Body Keeps the Score*）一書中，詳細說明了關於心理創傷的醫療現況及科學解釋，有興趣的讀者可以找來一讀。

就算大聲斥罵，對方也聽不進去的科學理由

一旦陷入壓力反應過度強烈的狀態，不僅會喪失注意力，而且還會停止所有自由意志的思考能力。相信很多人都有曾因為太過緊張，腦袋一片空白，什麼也無法思考的經驗吧？那正是dlPFC無法發揮機能，導致思考停止的狀態。換句話說，**過度強烈的壓力反應會導致思考停止。**

在日常生活中，有時會看見某人遭到大聲斥責的狀況。在職場上，可能是上司對部下；在學校裡，可能是老師對學生；在家裡，可能是父母對孩子。當然在雙方關係並未明確設定的狀況下，不能以偏概全地說大聲斥罵的行為沒有意義。可是，在大部分的場合裡，大聲斥罵只會造成負面的惡性循環。

不管是上司斥罵部下、老師斥罵學生，還是父母斥罵孩子，基本上都是為了對方好。大多都是為了讓對方把應該要會的事情好好學起來。生氣會耗費相當多的能量，因此，大聲斥罵一個人其實相當辛苦，或許是因為關心對方，所以才會耗費精力大聲斥責。

但，如果大聲斥罵的行為已經讓對方產生過度激烈的壓力反應，斥罵的一方所說的任

就算大聲斥罵，對方的大腦也聽不進去

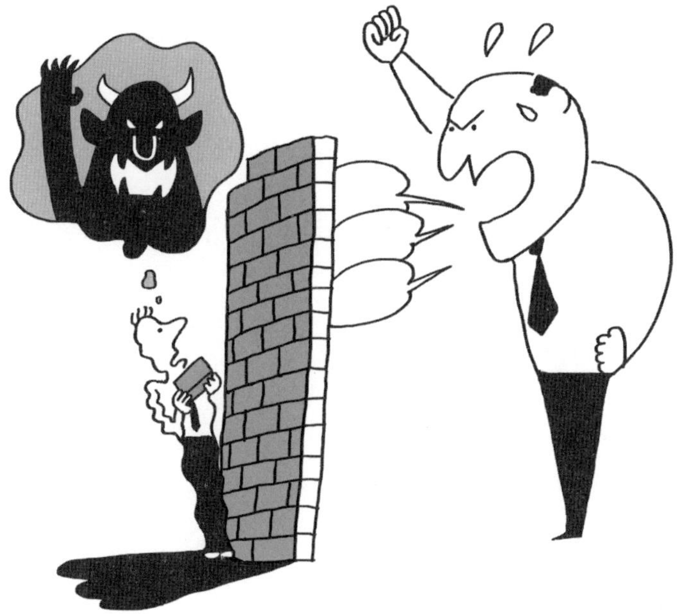

何一句話，都無法被對方的大腦所接收。因為遭到責罵的一方的dlPFC無法正常運作，沒有辦法思考，因此無法理解斥罵方所說的話，自然也沒有辦法記住。

換句話說，就算耗費龐大能量朝對方大聲斥罵，對方也聽不進去，未來還是會犯相同的錯誤，陷入一種惡性循環。如果你常抱怨一個人「為什麼老是犯相同的錯誤」，或許你更應該思考一下自己與對方溝通的方式。大部分的情況，是因為對方陷入了思考停止的狀態，他的大腦已無法理解自己到底做錯了什麼，所以未來還是會犯相同的錯誤。

不過嚴格來說，遭斥罵者的大腦也不是什麼都沒有留下。在遭到大聲斥罵之後，大腦也獲得了一個相當重要的教訓。**那就是大聲斥罵者是一個會讓自己造成過度激烈壓力反應的危險人物（訊息來源）。**從此之後，遭斥罵者就會盡可能地避開與大聲斥罵者近距離接觸的機會。

怒罵他人的目的，應該不是為了要讓他人認為自己是個可怕的人物。生氣是希望對方學好該會的事情，既然如此，更應該好好思考傳達的方式。

不過，憤怒的反應並非在任何情況下都是不好的。如果對方的行為危及生命安全，就可以用憤怒來讓對方心生恐懼，進而使對方停止這個行為。

但，撇除這個狀況不談，**如果真的是為對方著想，希望他能學會某件事，就一定要先讓對方的大腦處於心理的安全狀態。**否則的話，他的學習效率會非常差。對方的大腦必須要處在能夠思考的狀態，才能深入思考你所說的話，並且確實理解及學習。

每個人都有脾氣，我們無法要求自己完全不動怒，事實上也沒有必要這麼做。只要明白，倘若我們是為了對方著想，不小心發脾氣時，就應該給雙方一些時間，讓彼此的大腦好好冷靜下來，否則是無法達到原本的目的。

而且動怒的一方，大腦也必定正處於心理的危險狀態，此時，壓力反應過度激烈。這也代表著，你的大腦正處在不受控制的狀態下，自然無法與他人進行你所期望的溝通行為，你的想法和所說的話是無法好好傳達給對方的。

為什麼會做出連自己也感到意外的脫序行為？

另一方面，rlPFC的機能是「Inhibition of Inappropriate Action」，也就是「抑制不適當的行為」。當發生過度激烈的壓力反應時，這個大腦機能也會無法正常運作。如此一來，做出不適當行為的機率就會提高。

「為什麼當時會說出那樣的話？」「為什麼會做出那樣的事情？」相信每個人心中都曾這麼後悔過吧。**只要冷靜思考後，就會明白那樣的言行舉止並不恰當，但在那個當下，卻還是說出了那樣的話、做出了那樣的事情。只因當時的自己無法妥善思考，也無法抑制自己做出不適當的行為，才會出現那種連自己都感到意外的言行舉止。**

只要事後好好回想那時令自己做出後悔舉動的畫面，就會發現當時的自己正處於壓力反應過度強烈的狀態下。家人是無辜的，不應該為了工作所產生的壓力反應，而對家人做出粗暴的行徑。

過度強烈的壓力反應，往往會將我們帶到無法意料的方向。不過就算是在那個當下，我們所採取的行動也不是隨機決定，而是依循自身最常出現的想法或最常做的事情。例如平日經常做的舉動，或是印象特別深刻的訊息反應。簡單來說，就是受到「預設模式網路」所掌控。

因此，只要好好訓練、並且習慣平常的想法及言行舉止，讓身體確實記住（成為大腦裡的長期記憶），就算出現過度強烈的壓力反應，行為還是會與平常沒有什麼不同。

可惜大多數的人並沒有那麼高的把持力（大腦沒有什麼機會進行這方面的練習），因此，在出現過度強烈的壓力反應時，大腦還是會回歸到原始的逃避或戰鬥反應，才會出現事後讓自己後悔的舉動。

諺語說「患難見真情」，實在很有道理。當遇上危機或困難時，身體陷入過度強烈的壓力反應狀態，「中央執行網路」難以發揮機能，就會由「預設模式網路」掌握主導權，以長年累積的習慣方式來處理事情。

誠心誠意地默念，成為理想的自己

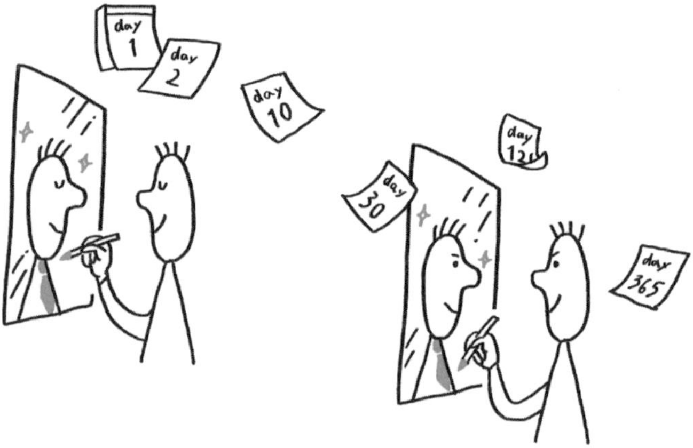

好好面對壓力，就等於好好面對自己

所謂的面對壓力，不僅要檢討發生壓力反應時的因應方式，更應該要審慎回顧及省思自己平常的一言一行。

在沒有壓力來襲時，就應該好好思考自己想要當一個什麼樣的人，希望做出什麼樣的言行舉止。**唯有在日常不斷重複這樣的思考，即使發生了過度強烈的壓力反應，你也會表現的跟平日沒有什麼不同。**

這也就是為什麼很多人都說要擁有自己的中心思想，以及自己的信念。你想當一個什麼樣的人，沒有人能為你決定。就算聽了再多崇高的理念，你的反應也只是「原來如此」、「很有道理」，卻沒有進一步思考，那是沒有任何意義的。你必須要在腦中不斷反芻，使其成為深刻的記憶，才能獲得具有意義的成果。換句話說，你必須親手打造出理想中的自己。

如果只是呆板地要求自己「變成那樣的人」，是無法在腦中留下記憶的。而是要打從心裡抱持那樣的想法，確實採取行動，誘發情緒記憶，才能在腦中留下深刻的印象。另外，光是經歷一件事，也是無法留下深刻記憶的，必須要在事後不斷回想，記憶才會被加深。

記憶加深之後，還必須真心誠意地採取行動且不斷回顧，才能擁有你所期望的言行舉止。首先，請思考自己想當一個什麼樣的人，接著不斷採取行動及回顧，一步步朝著理想邁進。

確實擁有「心理的安全狀態」，是處理負面壓力的第一步

- 一旦陷入了心裡的危險狀態，就必須要有一股導回心理安全狀態的力量。
- 就算心理的安全狀態瓦解，只要有這股力量，就能輕易回復期望的狀態。因此，平常的言行舉止就格外重要。
- 壓力也有好的一面，能對自身的成長有所幫助。請每一天這麼告訴自己，再搭配實際的經驗，以加深自己的記憶。

練習 | EXERCISE

04 重新認識「心理的安全地帶」

注意以下幾個重點，將能夠帶來心理安全狀態的元素化為語言，使其清晰地浮現在腦中。

❶ 從「①人」、「②場所」、「③做什麼事情的時候」這三個面向，寫出能夠為你帶來心理安全狀態的元素。過去很少思考這類問題的人，這時也可以加入自己的想像，寫出或許能夠（或是將來能夠做的）帶來心理安全狀態的元素。

❷ 寫出「①」「②」「③」能讓你感到舒適的答案。

❸ 寫出對「①」「②」「③」的感謝之意。

相信讀到這裡的你，應該都能明白第94頁的三點是有關聯性的。

最重要的是，必須擁有能夠為自己帶來心理安全狀態的元素，並且深深記在腦海裡。只要能做到這一點，當心理陷入危險狀態時，大腦便會自然而然的向該元素尋求庇護。

因此，請利用〔練習04〕將能夠為自己帶來心理安全狀態的元素（也就是讓自己感到安心、能夠依賴，或是可成為心靈依歸的元素）化為語言，在腦中清楚呈現出來。

察覺壓力源，及早根除負面壓力

處理負面壓力的方式，大致上來說有兩種方向。

其一是如何與造成負面壓力的源頭好好相處，其二是如何預防負面壓力的產生。兩者相較之下，後者尤其重要。為什麼這麼說？因為大多數的負面壓力所產生的壓力反應都是在自己腦中逐漸增強的。

或許原本只是微不足道的小小壓力源，卻很有可能在腦中不斷膨脹。**如果能夠趁壓力**

反應還輕微的時候做出適當處置，就不會演變成負面壓力，以降低感到痛苦煎熬的可能性。接著，就來分享數種應付輕微壓力源的手法。

一旦察覺心中累積了壓力，就要具體觀察自己的內心，找出壓力的間接原因（壓力源），並且在紙上寫下來。這樣的做法，從以前就被認為具有相當程度的效果。

尤其是在沒有任何明確的壓力源，只是感受到一股說不上來的莫名壓力時，這樣做特別有效。因為大腦討厭模糊不清的不確定狀態。任何形形色色的事情，都有可能在腦中誘發出壓力反應。

基本上，大腦出現壓力反應的機制是固定的，然而，誘發出壓力反應的壓力源卻是五花八門。**或許，每一個壓力源本身都沒什麼大不了，只是當這些壓力源匯聚在一起時，就有可能讓體內的壓力反應出現慢性化或過度強烈的危險。**

「如今在我體內出現的壓力反應，到底是被什麼誘發的？」請試著詢問自己這樣的問題，然後好好傾聽內心的聲音，並且寫下來。將會發現在那個當下，你的心情已變得平靜許多。

察覺壓力源並加以放下

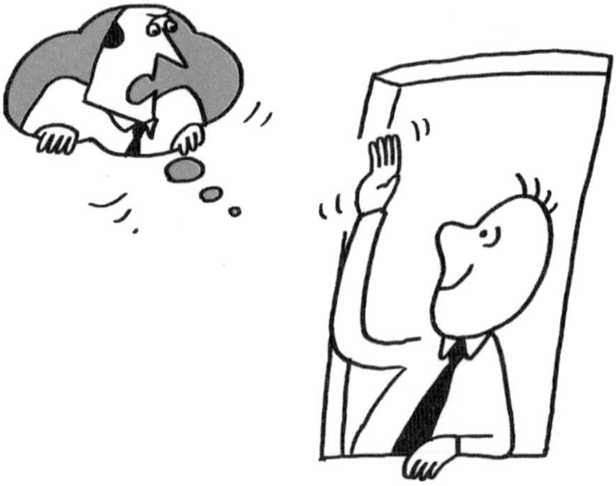

每一個輕微的壓力源，都只會誘發輕微的壓力反應。工作上的小疏失、有點吵鬧的周圍環境、某個人說的一句令自己有點在意的話、Wi-Fi的速度太慢、時間有點趕、上司有點難以應付、心裡很想要做一件事卻沒有辦法……雖然每個壓力源都微不足道，但所有的壓力反應聚集在一起，就有可能成為難以言喻的巨大壓力。

細細察覺這些輕微的壓力源，大多都會認為那只是雞毛蒜皮的小事。只要像這樣一一為壓力源貼上標籤，就會讓壓力降低不少。

除此之外，有時可能會突然靈機一

動，想到解決辦法，或是冒出「為這種事情搞到有壓力還真是無聊」的念頭，說服自己別再為壓力所困，因而減輕了壓力反應。

只要發現已經累積了不少輕微的壓力反應時，就可以使用「察覺與放下」的手法來解決。簡單來說，就是一一找出壓力源，然後對它們說再見。

明確找出存在於腦中的模糊壓力源，就能夠防止產生負面壓力。過去大家都說只要寫在紙上，心情就能恢復平靜，這一點已經在神經科學上獲得了印證。

不過有一點需要注意。多數人在察覺壓力源時，內心都會產生想要設法把問題解決的念頭。如果能夠輕易解決，那是再好也不過；可是，設法解決問題這個行為本身，並沒有緩和壓力反應的效果。

就算某個訊息會誘發壓力反應，如果該訊息沒有通過大腦及體內，壓力反應也不會產生。有些壓力反應是來自於記憶，例如曾有過一個不愉快的經驗，讓大腦不斷回想，甚至是為此作出悲觀的預測，才會產生壓力反應。換句話說，如果大腦裡沒有殘留不愉快的記憶，那麼，就不會出現壓力反應。

練習 | EXERCISE

05

察覺壓力源並且放下的步驟

依照下列步驟，將你所感受到的壓力化為語言，
設法貼上標籤或思考應對方式，練習將壓力放下。

❶ 你現在所感覺到的壓力來自何處？就算是再微不足道的事情也無妨，全部寫下來吧。

❷ 仔細審視每一個項目，可以貼上「沒什麼大不了」的標籤，或是思考明確的應對方式，或是告訴自己「煩惱也無濟於事」。重點是讓自己不要一直掛在心上，沒有必要勉強自己一定得解決問題。

❸ 請感受這段過程：察覺壓力源，仔細感受、咀嚼，以及放下之後恢復平靜的感覺。

倘若遇到的是輕微的壓力源，與其把注意力放在該壓力源上，努力想要解決問題，不如學會放下，將記憶從腦中排除，才是比較有效的做法。說得更明白一點，意圖想要解決問題的念頭，反而會讓大腦把焦點放在這個壓力上，導致這個壓力逐漸膨脹形成了負面壓力。

企圖想要解決所有壓力源的問題，只是自討苦吃。更何況每個人的時間都是有限的，不可能花上那麼多的時間來處理。察覺沒有意義的壓力源並加以放下，可說是與壓力好好相處的重要技能之一。

讓大腦主動思考其他事情，將壓力源的事拋在一邊

將壓力源寫在紙上，在某些時候確實是相當有效的方法之一，卻不是唯一的方法。以下就來談談還有什麼其他的方法。

主動去做某件事情，也是一種方法。就算原本只是輕微的壓力源，有時也會因為不斷地回想，導致重複使用神經迴路，反而增強了壓力反應。

有些人甚至會在回想的時候，混入了其他的記憶，為整件事情加油添醋，想像出根本不存在的情節，以致壓力反應膨脹為負面壓力。**當心裡明白這只是一個輕微的壓力源時，為了不加深腦中的記憶，我們可以試著讓大腦主動做一些其他事情，如此一來，就可以避免輕微的壓力源轉為負面壓力的情況。**

那麼，我們該主動做些什麼事呢？

當發生一件不愉快的事情時，回想來龍去脈，是屬於大腦的主動記憶搜尋。大腦沒有辦法同時做好幾件事情，因此，只要主動做一件事，就可以避免大腦搜尋不愉快的記憶，進而發展成負面壓力。重點就在於必須讓大腦主動執行，而非一件被動的事情。

例如有些人可能會為了排遣鬱悶的心情而看電視、看電影或聽音樂。但是這類型的消遣都比較偏向被動性質。如果那個壓力源很細小，專心看喜歡的電視節目或電影確實可以轉移注意力，但在觀看的過程中，大腦還是有可能突然又想起那個壓力源。如此一來，就會喪失效果。

運動、繪畫、寫文章……就用這些方式來消耗大腦資源

什麼樣的事情會主動使用到大腦呢？刻意去思考一件其他無關的事情，當然也是方法之一，但如果壓力來自於大腦中的記憶或一些負面想法，要求自己去想其他事情就會有一定的難度。因此，建議選擇一些必須伴隨身體動作的事情。

最具代表性的，就是運動。不過，若只是放空心思地散步或慢跑，是無法集中注意力的。**尤其是已經習慣的運動，或是沒那麼負擔的運動，大腦還是有餘裕來思考不愉快的事情。**

舉個最簡單的例子。在全力奔跑的時候，大腦是沒有餘裕來思考不愉快的事情，但如果慢慢跑的話，那些不愉快的事情就很容易浮上心頭。

運動本身就具有減輕壓力的效果，所以才會特別推薦，但建議選擇負擔較大一點的運動，或是動作比較複雜的運動。

例如瑜珈，由於身體要擺出平常不太會做的動作，必須投入相當大的注意力。總而言

專注在運動上，避免思考輕微的壓力源

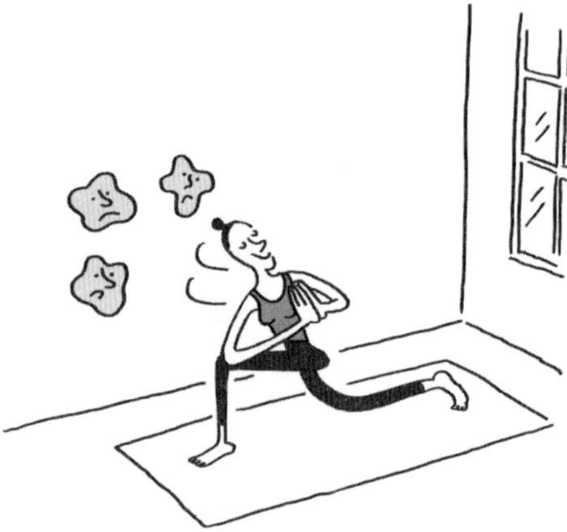

之，盡量選擇稍微複雜一點的運動，也可以把一些簡單的運動組合在一起，刻意引開自己的注意力，避免面對不必要的心理壓力。

除了運動之外，還可以選擇繪畫、寫文章、演奏樂器、製作模型，或是玩樂高積木。當大腦必須思考「接下來該怎麼做」的時候，就不會有多餘的心思去想其他事情了。

簡單來說，壓力反應的產生，必須使用從大腦到全身的一整套線路系統。只要大腦及身體長時間被線路系統佔據，就不太會產生壓力反應。就是這麼簡單，沒有什麼深奧的道理。想要避免輕微的壓力源在腦中留下印象，刻意讓大腦專注在其他事情上是很有效的做法。

把注意力放在目的上，拋開壓力源

平常不太吵架的情侶，可能會在出國旅行時吵得很凶。在機場的櫃檯前，我們也時常看到有人在大吼大叫。對於不習慣旅行的人來說，因為出國必須要面對太多不熟悉的事物，導致眾多細微的壓力源聚集在一起。明明應該是快樂出遊的事，卻只感受到沉重的壓力。

在那個當下，如果能夠客觀地感受到自己正處於壓力之中，就**請把注意力放在目的上**。圍繞在身旁的各種壓力源，以及流竄在大腦之中的各種壓力反應，可能會讓你無心去思考此行的真正目的，甚至可能早已被你忘得一乾二淨。

「這趟旅行的目的，是為了與心愛之人共度一段美好的時光。」當你想起這件事的瞬間，原先的注意力就會從壓力源上移開，讓你從沒有意義的負面壓力中解放。

除了旅行之外，同樣的做法也可以套用在工作及學習上。當你承受著莫名的壓力時，很有可能會忘記工作或學習的目的。這麼一來，不僅失去動力，效率也會大幅降低。

首先，你應該要主動察覺細微的壓力源，為這些壓力源貼上「沒什麼大不了」的標籤，再將它拋出腦外，接著清楚地意識到自己的目的為何。這麼一來，就可以把焦點放在正向的壓力源上，效率也會跟著提升。關於正面壓力我們將在第3章詳述。

「心理性壓力反應」是怎麼產生的？

與物理性、化學性、生物性壓力源相較之下，心理性壓力源的狀況稍微複雜一點。在第1章曾經提到，這種壓力源很難習慣，卻很容易增強。

現在來思考一個問題：心理性壓力反應是怎麼產生的？以下針對這個問題稍作解釋。

對心理性壓力反應影響最大的要素，是過去的經驗及知識所形成的記憶。換句話說，只要沒有過去的經驗及知識，就不會出現心理性壓力反應。

舉個例子，當我們看見一個人神情痛苦地抱著肚子蹲在地上，雙手沾滿了鮮血，相信絕大部分的人都會嚇到驚惶失措吧。從這樣的景象，我們推測出這個人的肚子可能被人捅了一刀，或是被開了一槍。之所以會作出這樣的推論，依據的是過去儲存在大腦中的知識及經驗。

不過，這也意味著不管有過什麼樣的記憶，如果大腦沒有去推測，出現心理性壓力反應的機率會大幅下降。

換句話說，心理性壓力反應的肇因，是來自大腦中的記憶，以及根據記憶進行推測的機能。

我們平日（尤其是在沒有感受到壓力的情況下）經常會不自覺地作出一些預測或對報酬的期待，例如，心裡可能會想著「結果一定是這樣吧」、「這種小事應該做得到吧」、「對方應該會做這件事吧」或是「應該能得到這樣的報酬吧」等等。當然這些預測及期待並不見得只會出現在潛意識之中，也有可能是在主觀意識之下判讀的。

正因為期待及付出，才會產生壓力反應

不論有沒有主觀意識介入，因過去的記憶而產生的預測及期待，往往是造成心理性壓力反應的開端。正因如此，心理性壓力反應的壓力源有時會被稱作「**預測落差**」或「**期待落差**」。

每個人的心中都會抱有各自的預測及期待，當現實中的結果不符合預期時，就會產生預測落差（期待落差），這個落差會形成壓力反應的訊號，將在大腦及身體內流竄。

基本上，人是一種不喜歡事情不在掌握中的生物。當發生了過去的記憶經驗無法推測的事情時，特別容易出現負面偏見，因而提高警戒心（不過，隨著環境及日常心態的差異，大腦也有可能發展成能夠接受預測外的狀況，甚至還會樂在其中）。在遠古時代，這樣的反應對人類來說至關重要，但是對生活在現代社會的我們來說，這樣的反應稍嫌強烈。

當自己付出得越多，或是與對方的關係越深，腦中的記憶就會越深刻，對對方的要求及期待也會跟著膨脹。

除了與他人的關係之外，對自己也會有相同現象。當我們在一件事情上投入的時間及要求越多，那麼，自我的期待也就越高。

期待隨著付出而提高的現象，並不見得一定是壞事。只是我們必須理解，**在不知不覺之中產生的期待會讓預測落差（期待落差）加劇，因而誘發更大的壓力反應。**

願意為一件事情全心付出，當然是一件好事。這種奉獻心力的精神相當難能可貴。但是抱持過度的期待容易讓人產生巨大壓力，以致失去了原先目的，反而帶來憤怒與挫折，使得原本的美意全都化為泡影。

因此，不管是對自己還是對他人，都要確實瞭解預測落差（期待落差）的特性，避免因過度期待而造成落差太大，產生負面壓力。

藉由調整「期待值」來避免負面壓力

不知不覺地對他人抱持期待，很容易會成為壓力反應的肇因，因此，**練習不對他人抱**

持期待，也是一個很有效的做法。

舉例來說，假設你對某個部下交代了一件相當重要的工作。從那一刻起，你的大腦便會產生「他一定能順利完成」的期待。假設對方確實完成了，甚至做得更好，自然是再好不過；倘若結果並不如預期，部下的成果低於你的期待值，這時壓力反應就會從你的大腦流向全身。

對你來說，這完全是意料之外的狀況。由於沒有事先預期，所以產生壓力反應。反過來說，只要你能夠調整潛意識中的期待，就不會因為太過驚訝而產生強烈的壓力反應。對委託他人時特別容易感到焦躁或動怒的人，這個技巧尤其有效。

當部下的工作成果不如預期，然後自己因預期落差所產生的巨大壓力反應而勃然大怒，首先，你的前額葉皮質會出現機能減退的現象。這時，你所說出來的話可能會顛三倒四，對方是可以感受到你的怒火，但也可能會因為產生巨大壓力，而陷入思考停止的狀態。

當部下處在這樣的狀態時，就算你說的話再有道理，他也聽不進去，只會陷入不斷犯

調整期待值

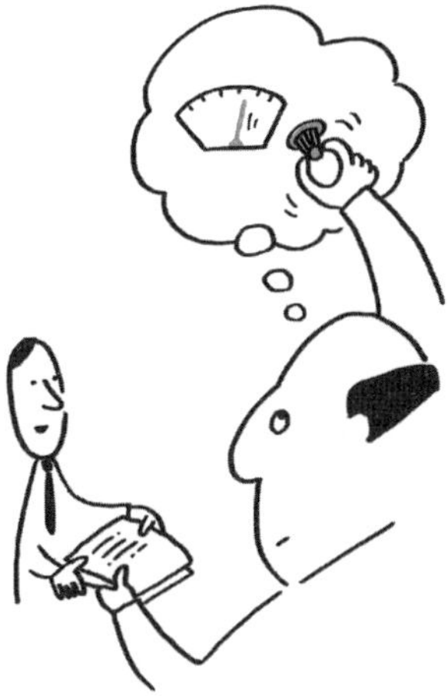

錯的惡性循環。

因此，若你是委託他人做事時容易動怒的人，最好要**練習主動降低自己的期待值。只要能夠做到這一點，相信壓力反應也會大幅降低。**經過冷靜思考後，應該就能明白自己會出現這樣的壓力反應，表示自己錯估了部下的能力，這也算是自己的責任。

還有一點，當對方的表現不如自己預期，代表雙方沒有達到良好溝通，期待值才會有落差，嚴格來說雙方都有責任。如果經常感覺到夥伴的做事成果不符期待，就必須先反問自己的溝通能力是否有問題，才會無法與夥伴在期待值上達成共識。

首先，我們必須明白一點，只要是委託他人任何事情，都必定會心生期待。但是，我們必須要養成隨時針對雙方的期待值進行微調的習慣。在詢問結果時，要稍微把自己的期待值降低。只要能做到這兩點，發生過度強烈壓力反應的機率就會大幅下降。

還有一點必須注意，雖然剛才建議要調整自己內心的期待值，但並不表示你就該對他人不抱任何期待，而且更不應該在他人面前表現出完全不期待的態度。因為這樣的態度很可能會降低對方的幹勁（不過，也是有人會為了讓對方刮目相看而提升幹勁，無法一概而論）。

這個技巧只是希望你能夠適當調整期待值，以避免因事態不如預期而發生過度強烈的壓力反應。

如果是工作上第一次合作，你與對方根本不會知道彼此的心態及預期心理。很多事情對你來說是理所當然，但對對方可能並非如此。因此在合作之初，一定要徹底了解對方的期待值，在細微的感受上盡量達成共識，這一點相當重要。

經過反覆地溝通及協調，大腦就能夠訂定出對眼前這個人的精準期待值，如此一來，就可以避免不必要的壓力反應。

而且在期待值的磨合過程中，雙方還能提高信賴關係。當雙方對彼此感到興趣，進而想要相互理解，就有可能形成無須言語的默契，建立心靈契合的堅定夥伴關係。

檢視自己是否因為潛意識中的期待而引起了壓力反應

許多心理性壓力的成因，都來自於潛意識中對他人的期待。建議你可以試著回想自己的過去經驗，來驗證這一點。

最近是否曾在跟他人說話時，感到憤怒或心情焦躁？這樣的回憶肯定讓你感到很不舒服，就請當作是個簡單的練習，以輕鬆的心情寫下來吧。試著仔細回想，當時之所以會陷入那樣的情緒，是因為你對對方抱持著什麼樣的心情？有著什麼樣的期待呢？

相信你一定會發現，正因為對對方的期待與現實的落差太大，才會產生了壓力反應。

換句話說，產生壓力的原因，有一半是出自於你自己身上。

或許那件事並沒有什麼大不了的，根本不值得你那麼生氣，或是雙方的期待值沒有達成共識。總而言之，你要牢記自己對他人的期待值會直接影響到壓力反應，所以，下次想要委託他人辦事時，應該要以更加客觀的角度來觀察雙方的溝通狀態。

練習｜EXERCISE

06 察覺潛意識中的期待

藉由以下步驟，從最近的日常生活裡找出潛意識中的期待。

❶ 最近你是否曾有過與他人溝通時，感到憤怒或焦躁？請在紙上寫下來。

❷ 你當時會陷入那樣的情緒，是因為對對方抱持著什麼樣的心情？有著什麼樣的期待？同樣請寫下來。

❸ 請站在客觀的立場，審視剛剛所寫下的內容。如果那只是一件微不足道的小事，請貼上「沒什麼大不了」的標籤，不要再去想它。如果你發現主要的原因在於溝通不足，就寫下該如何調整自己的期待值。

價值觀會造成「期待落差」，誘發壓力反應

為什麼會產生期待落差？那是因為被記憶所影響。到底是什麼樣的記憶會讓我們產生期待落差？

答案就是會讓我們認定某事為「理所當然」的記憶。而那樣的記憶來自於我們平日的想法、感受，以及言行舉止。**通過我們經常使用的神經迴路訊息，成為對我們來說理所當然的記憶。**

所謂的記憶，就是透過經驗儲存在大腦中的各種訊息。從左頁的插圖可以看出，當我們經歷了一件事情之後，海馬迴會記錄下情節記憶。但是人類的大腦除了會記下當時的情境之外，還會將當下的感受，也就是情緒反應記憶（情緒記憶）記錄在杏仁核內。

人類大腦的記憶機制還不止如此。根據近年的研究顯示，當類似經驗的記憶累積好幾次之後，這些訊息（記憶）就會在海馬迴的後側至前側（或外側）出現模式化及一般化的現象。（※16）

海馬迴記錄情節記憶，杏仁核記錄情緒記憶

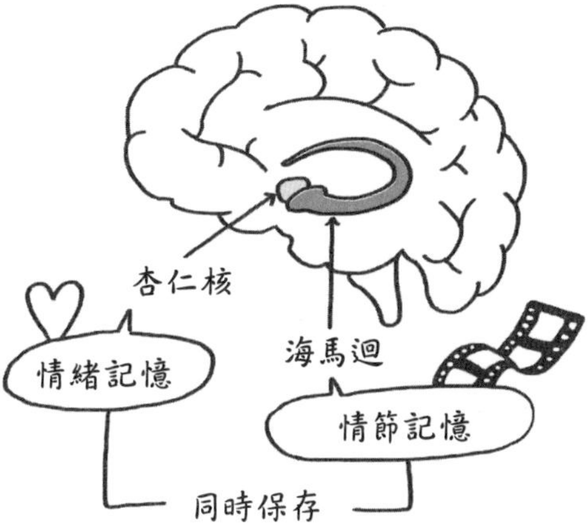

越往海馬迴的前側，來自後側的相似訊息就越多，則越有可能受到強力刺激，因此神經細胞會較為強韌，保存的訊息也會成為長期記憶。

像這樣伴隨著感覺與感情的強力模式化記憶，就稱作價值記憶。顧名思義，這些記憶會形成我們的價值觀。每個人的價值觀，都來自於自身實際的人生經驗，以及對這些人生經驗的主觀解釋及感受。

價值觀的形成對大腦是非常重要的環節，因為這有助於將日常生活中的大腦訊息模式化及效率化。將經常使用到的想法、感受及言行舉止加以模式化，能

夠增加處理演算的能源效率。

這種大腦的模式化學習雖然有助於提升效率，但只要一接收到不符合模式的訊息，前扣帶迴皮質（參閱第13頁）就會發出警訊，杏仁核也會發出不安的訊號，這些訊息會在腦島（Insula）上被統合，形成危機感。這種危機感會形成強烈的壓力反應，造成名為皮質醇的壓力激素在全身竄流，進而讓前額葉皮質的機能減退。

放下價值觀，觀察自己容易對什麼樣的事情抱持期待

正因如此，放下價值觀顯得相形重要。**因為價值觀容易造成期待落差，引發過度強烈的壓力反應，這往往會讓你失去冷靜。只要能客觀明白這一點，妥善處理的機率也會隨之提升。**

雖說體認及重視價值觀也很重要，但如果對他人抱持期待，還把自己的價值觀強加在他人身上，不僅會讓自己產生壓力反應，還會造成對方的麻煩。

練習 | EXERCISE

07

放下價值觀的四個方法

仔細回想以下四種經驗，確認自己的價值觀。

❶ 憤怒的經驗

最近你曾因為何事而感到異常憤怒？當時你對對方有著什麼樣的要求（期待）？為什麼你心裡會有那樣的期待？那應該是源自於你心中某個重要的價值觀。仔細想想看，你是因為重視什麼，才會感到如此憤怒？

❷ 感動的作品

什麼主題的作品（電影、書籍或其他）令你感動？是親情？是兄弟之情？是友情？還是正義？在那部作品裡，一定有著令你受到震懾的情節。那個情節必定觸動了你心中某種很重要的感知。仔細想想看，那是什麼感覺呢？

❸ 欣賞的名言

你最欣賞的名言是什麼？如果一時之間想不出來，也可以透過網路搜尋。哪一句名言最讓你感觸良深？理由是什麼？那句話必定觸及了你心中最珍惜的某種事物或經驗。

❹ 尊敬的人

你最尊敬的人是誰？你對那個人抱持著何種憧憬？那份憧憬必定反映出你心中某個希望自己也能實現的願望，而那個願望必定與你最珍惜的價值觀有所關聯。

因此，你必須先明白一點，正如同你的大腦會依循過去的人生經驗建立起價值觀，別人的大腦也會依循他的人生經驗，建立起完全不同的價值觀。

雖然成長及生活環境相似時，價值觀也會雷同，但，天底下並不會有兩個人的人生經驗完全相同。**只要你能夠深刻體認到每個人的想法、感受及一言一行都大相逕庭，就能夠大幅減少因價值觀差異而造成的壓力反應。**

話雖如此，但價值觀畢竟對大腦的影響很深，就算能夠客觀接受他人的價值觀與自己不同，還是會遇上實在無法苟同的事情。當碰到這種情況，建議先放下自己的價值觀，好好思考到底是什麼讓自己無法接受。

如果你願意為了消除雙方的價值觀差異而去努力，那是很不錯的；若不想這麼做，擱置不理也是可以的。

我們能夠付出關心的事物有限，能夠有所交集的人當然也有限。雖說明白每個人的價值觀都不相同很重要，但沒有必要強迫自己與所有人都要好好相處。

接納及尊重差異是一回事，但你想要過什麼樣的人生，應該在尊重自我價值觀的前提下自行作出選擇。

當價值觀的差異實在太大，還要加以迎合，就會無法專注於自己想做的事情上，因此，置之不理也未嘗不可。但也可以這樣思考，遇到截然不同的價值觀時，為了拓展視野及增加學習、成長的機會，而試著與對方相處看看也很好。

如何放下自己的價值觀，前人已經提出了非常多的做法。如果你已經有一套屬於自己的做法，可以繼續善加利用。若你不知道該怎麼做才好，可以試著從第119頁〈練習07〉介紹的方法，挑選適合自己執行的。

奉獻心的陷阱：「回報偏見」會造成壓力反應

奉獻是指為他人做某件事，而這樣的心態，就是所謂的奉獻心。

為他人奉獻，這聽起來冠冕堂皇，而且感覺很重要。相信許多老師都會教導學生應該要對他人抱持奉獻心。可是，**受到他人指示或強迫才抱持的奉獻心，很容易會成為壓力反應的肇因。**不，就算是自發性的奉獻心，也很有可能誘發出壓力反應。

因為多數人都受到教育及環境的影響，產生了「應該要公平」的價值記憶。別人幫助了自己，一定要知恩圖報；想得到什麼東西，就必須付出等值的報酬。像這種「施與得」的對等關係，其實在日常生活中的各處都能看到。

因此，當我們遇到不公平、不對等的事情時，往往會產生強烈的反抗心態。這種根深蒂固的公平精神，會讓大腦在運算處理上陷入模式化的窠臼，這麼一來，在面對奉獻心時，也會產生兩種截然不同的反應。

就算剛開始時是抱持著奉獻的心情，但是，當感覺自己為對方做了很多事情之後，情節記憶及情緒記憶在大腦中逐漸累積，過去價值觀中的公平精神就會開始抬頭，產生強烈的反應。**這時，便自然而然地產生「我為你做了這麼多，你也該給我一些回報」的反應，也就是所謂的「回報偏見」。**

在社會環境的影響之下，多數人都抱持強烈的回報偏見，一來沒有辦法完全加以根除，二來也沒有根除的必要。畢竟在大部分的場合，雙方是否對等、公平還是一個相當重要的指標。換句話說，在現代社會裡，回報偏見是一個不可或缺的重要感受。

就算自己的心中產生了回報偏見，也沒有必要為此感到自責，畢竟這只是相當健全的生物反應。然而，想要持續保持奉獻心，為他人奉獻的話，回報偏見將成為相當麻煩的絆腳石。

為他人做某件事的奉獻行為，容易與腦中「施與得」的價值記憶產生矛盾，因而誘發出強烈的壓力反應。如果是只做一次的奉獻行為，或許並不困難，但想要長期持續下去，就會在腦中形成相當大的負擔。以下將介紹減輕負擔的方法。

將「幫助他人就是幫助自己」的循環現象牢記在腦中

想要維持奉獻心，持續為他人奉獻，重要的並不是排除「回報偏見」，而是在腦中建立另一套的「回報偏見」。

簡單來說，就是告訴自己「雖然是為他人做事，但自己也得到了好處，只是還未察覺到而已」。也就是在自發性做出奉獻行為之後，並非期待對方的回報，而是站在俯瞰的角度，思考自己從中獲得了什麼。因為做了這件事，可能得到他人的感謝，甚至讓心靈更加平靜。**撇除顯而易見的報酬不談，自己一定得到了些什麼，因此，最重要的就是找出這些收穫的能力。**

但是，從另一個角度來看，期待來自對方的感謝及心靈平靜，也有可能造成期待落差。最好的做法是仔細觀察自己的內心，確認自己透過奉獻獲得了什麼樣的感受、想法及成長。換句話說，**從內在世界中，尋找出奉獻行為所具備的目的及意義。**也就是告訴自己「我為他人奉獻，是因為我想成為一個對他人有益的人」，這麼做不僅為了他人，也是為了自己。

沒有錯，多數人只注意到奉獻是為他人做事，卻忽略了自己也能獲得好處。所以腦中的回報偏見才會引發壓力反應，導致奉獻的行為無法長期持續。

我們常說奉獻的精神很重要，但**畢竟人非聖賢，以生物的角度來看，要持續犧牲自己**

奉獻他人是一件非常困難的事情。我並不建議大家抱持這種精神，因為很容易造成慢性壓力。

這個世界上有很多偉人事蹟，於是大家都把自我犧牲當成了美談。但事實上，絕大部分的偉人並不認為自己做了什麼犧牲奉獻的事。

換句話說，所謂的自我犧牲，根本只是周遭他人擅自地認定而已。為了他人奉獻自己的時間及精力，乍看之下似乎是自我犧牲，但當事人能夠持之以恆地做下去，大多是因為他們能夠從中獲得成就感，或許認為這就是理想的人生；雖然在過程中曾遭遇到困難，但這就是他們自己想做的事。以這層意義上而言，他們這麼做是為了自己，也認為自己獲得了回報。

每個人的大腦裡都有著強大的回報偏見，因此，要持續做出對自己毫無益處的事，可說是相當困難。但是，絕大部分的奉獻也並非對自己毫無益處。因為在這個社會上，奉獻的行為能夠讓自己被他人需要。反過來說，如果真的只重視對他人的奉獻，卻忘了從中尋求對自己的回報，那麼，這樣的奉獻行為也無法持久。**因此，能否找出「幫助他人**

不是「施予恩惠」，而是「得到恩惠」

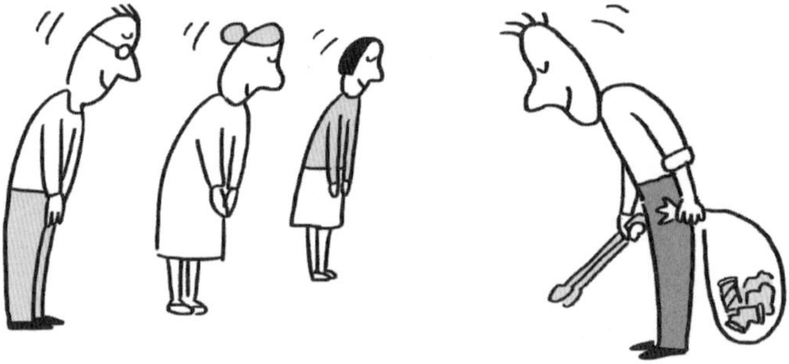

就是幫助自己」的理由，並利用這樣的循環讓自己有所成長，成了相當重要的關鍵。

從生物的角度來看，我們不應該否認利己行為的必然性。食慾、性慾及想睡覺的慾望，都是為了維持生命及延續種族。依循利己的原則採取行動，這是人的天性。否定利己的言行舉止，就等於否定了大自然的定律。因此，我們應該要思考的是**如何讓基於慾望及心願而產生的利己反應，對他人有所幫助。**這麼一來，就能夠緩和為了追求他人利益而輕忽自己所感受到的壓力。

沒有辦法好好愛惜自己的人，必定沒

有辦法好好愛惜他人。因此奉獻心在本質上，必定是利他也同時利己。如果你過去一直把奉獻當成「為他人做事」，你應該趁這個機會好好調整心態。

想要培養出真正的奉獻心，就應該抱著「這也是為了自己」的想法。就算是做志工，也要心懷感謝，把這件事當成是對方給予的恩惠。志工的英文是「Volunteer」，這個字其實是源自於「Voluntary」，也就是「自願、自發性」的意思。因此，在做志工的時候，一定要抱著「這是我自願做的事」的心情。

在幫助他人的同時，也幫助自己。這樣的循環不僅能療癒我們的心靈，更能讓我們有所成長。

有效處理負面壓力的好方法
——利用大腦及身體的恆定性

笑能招福——β內嗎啡的效果

本節將從大腦及身體的恆定性機制，進一步探討如何有效處理負面壓力。我們的身體裡有一套機制，能夠自動緩和壓力反應，這套機制便是以下的重點。

請在閱讀的過程中，發揮一下想像力，想像在自己的生活周遭，有什麼樣的要素可以帶來恆定性。

首先來談一種名為β內嗎啡[5]（β-endorphin）的神經傳導物質（Neurotransmitter）。這種物質顧名思義，就像是大腦裡的嗎啡，是一種由大腦自然分泌的快樂物質。**當大腦內分泌出β內嗎啡，疼痛就會減緩，而且還會感到心靈平靜。**

根據研究，大腦最容易分泌出β內嗎啡的時機，是在捧腹大笑時。笑的行為，能夠平衡我們的體內狀態。

舉一個有名的例子。美國有個名叫諾曼・卡森斯（Norman Cousins）的人，他原本是一名編輯，在大約五十歲的時候，他罹患了一種疾病，名為「膠原病（Collagen disease）」。這種疾病會帶來劇烈的疼痛，根據卡森斯自己的描述：「就好像隨時有卡車從身上輾過」。（※17）自從罹患了這個病之後，他便要求自己每天都要觀看喜劇節目。

因為當時醫界並沒有這種疾病的明確治療方式，令他感到相當絕望。他想如果什麼都不做，只會讓自己活得越來越消極且悲觀，更不易使病情好轉。後來，他在觀看喜劇節目時，發現了一件事，那就是在捧腹大笑之後，疼痛會有數分鐘的時間獲得緩解。

當時許多人都告訴他，笑不可能緩解疼痛。但如今醫學界已經證實，笑能夠促使大腦分泌β內嗎啡，不僅能夠緩解疼痛，還能增強免疫系統。（※18）

5 編註：可以稱為β腦內啡，又或是β內啡肽。

原本膠原病被視為不治之症，但卡森斯竟然痊癒了。或許大笑並不是讓他獲得治癒的唯一要素，但必定發揮了相當大的效果。

心理性壓力最可怕的地方，就在於壓力反應會在不知不覺之中逐漸增強，這不僅會讓心情變得憂鬱，還會造成免疫系統失常。不僅如此，當憂鬱的症狀越嚴重，想法就會越消極、悲觀，陷入負面想法的惡性循環。

如果能夠找到一些讓自己捧腹大笑的事物，必定有助於擺脫負面壓力的束縛，終結負面想法的惡性循環。

從古至今絕大多數的文明及文化，都存在著喜劇類的詼諧作品。「笑」之所以深受世人喜愛，正因為從生物的角度來看，這個行為有助於緩解各種壓力反應。

每個人的生長環境不同，儲存在大腦裡的記憶也不同，「笑點」當然更是各異其趣。找出能夠讓自己發笑的人事物，使其融入在生活之中，必定能夠讓自己的人生變得更加精采豐富。

所有的文明都必定有音樂及舞蹈——血清素的效果

正如同絕大部分的文明都有喜劇作品，當然也少不了音樂及舞蹈。這是偶然嗎？為什麼人類喜歡音樂，喜歡隨著音樂擺動身體？為什麼人類會創造出音樂這種東西？

原因或許就藏在「抖腳」這個行為之中。當然抖腳與舞蹈並不能視為同一件事，但就像跳舞能消除壓力一樣，當我們感受到壓力反應或心情焦躁不安時，就會不自覺做出抖腳或輕敲手指的動作。這是什麼緣故？

根據研究報告顯示，**當我們在做出節奏單調的動作時，大腦較容易分泌出一種名為血清素（Serotonin）的化學物質。**這意味著抖腳是一種用來消除壓力的反應動作。當我們想要降低壓力的強度，不使壓力過於強烈的時候，身體就會自動做出這類節奏單調的動作了。

多數人對於抖腳這個行為有著負面觀感，但其實這跟隨著音樂節奏擺動身體的動作一樣，是促使大腦分泌血清素的行為。當我們在跳舞，或是隨著音樂節奏擺動身體時，有時會產生一種陶醉感。（※19）根據研究，這也是血清素所帶來的效果。

只要仔細一想，你就會發現，這種單調節奏的動作經常出現在日常生活中。為什麼在哄孩子睡覺的時候，要在孩子的身上輕拍？為什麼停止了輕拍的動作，孩子就會變得不安？事實上，不管是哄睡的一方，還是被哄睡的一方，都能因這個節奏單調的輕拍動作而感到心靈平靜。

除了音樂、舞蹈及輕拍的動作之外，還有咀嚼、健行及敲木魚的節奏，也都有著特別的意義。為什麼職棒選手坐在休息區時，喜歡嚼口香糖？正因為嚼口香糖的動作能夠讓他們舒緩壓力。

最重要的一點，是你應該要找出最適合自己的單調節奏，並且將它當作能夠讓自己恢復冷靜的法寶。

如果只把它當成單調的動作來執行，反而會被「為什麼我要做這種事」的想法所干擾，以致累積壓力。但如果對自己強調這個節奏單純的動作，能夠讓我們恢復冷靜，大腦就會開始分泌血清素。

一旦開始思考「為什麼我要做這種事」，大腦的機能就會為了思考而運作，如此一來，

誘發分泌血清素的大腦機能在運作上就會出現滯礙。在進行單純的動作之前，必須先找到你所認定能夠讓自己恢復冷靜的地點、行為或例行公事。

某位知名企業家認為洗碗能夠讓自己恢復冷靜，因而把洗碗當成了例行公事；另一位女性經營者則是這麼說：「每當在工作上感到心浮氣躁時，我就會買三顆高麗菜回家。高麗菜切絲的動作，能夠讓我心情平靜。」

許多人都有一套屬於自己的單調節奏動作。有些人喜歡拿鑷子拔自己的體毛。有些人喜歡拿泡泡紙（紙箱內的緩衝包材），把上頭的氣泡一顆一顆捏破。有些人喜歡把雙手的指尖抵在一起，然後依序用一對對的手指繞圈圈。

你呢？什麼樣的單調節奏動作，能夠讓你心情平靜？如果還沒有找到合適的動作，建議好好審視自己的心靈，找出屬於你的單調節奏動作。

做一些會讓你有點累的運動——β內嗎啡與血清素的效果

很多專家都提過運動的重要性。要減緩負面壓力，運動也是很有效的方法。因為運動能夠讓大腦及身體產生許多不同的反應，通常都能減緩壓力。

以下簡單說明運動時需要注意的幾個訣竅。**如果是以減輕負面壓力為目的，最好選擇「有點吃力」的運動。**當然我也不反對選擇「非常吃力」的運動，但如果是原本就沒有運動習慣的人，突然要做太吃力的運動，承受的壓力會很大，也沒辦法持之以恆。因此，建議還是選擇稍微有點吃力的運動就好。必須注意的是，運動如果太輕鬆的話，將不會有成效。

同樣的運動，每個人對「是否吃力」的感受不見得相同。選擇讓自己感覺有點累的運動，對於減輕壓力是最有效的。

理由有很多。首先，太過悠哉的健行、慢跑或肌肉訓練，會因為負擔太輕而無法集中精神。畢竟不需要集中精神就能輕鬆做到，大腦便有餘力思考不愉快的回憶。到頭來，滿腦子還是在想著不愉快的事，心靈自然無法平靜。

相較之下，**如果從事的是頗為吃力的運動，大腦則沒有多餘的精力想其他事情。所有的大腦迴路都用在應付這項激烈的運動上，心理性壓力反應的迴路也就無法運作。**除了激烈的運動之外，也可以選擇像瑜珈、舞蹈之類需要做出複雜動作的運動。像這類型的運動必須投入較多的注意力，因此效果也較為明顯。

然而，不管動作再怎麼複雜，久了之後也會習慣，又會陷入想起負面記憶的狀態。因此，要藉由運動來減緩負面壓力，還必須多花一點心思，不時要調整運動的強度，或是加入一些較不熟悉的運動項目。

值得一提的是，有點疲累的運動也會產生壓力。只不過並非心理性壓力，而是肌肉方面的身體壓力。**大腦及身體便會為了減緩這個壓力，而分泌出β內嗎啡、血清素等等化學物質。**（※20）

不論是基於何種理由而分泌，這都是相同的β內嗎啡及血清素，有著相同的分子結構。心理性壓力與身體方面的壓力，基本上都來自於大同小異的腦部機制。但是根據研究，如果是身體的壓力，體內會把皮質醇（一種壓力激素）轉換成皮質酮（Cortisone），降低前者的活性。（※21）

因此，建議先藉由運動觸發這個機制之後，再開始工作或唸書。**雖然運動也會分泌出壓力激素，但整體而言還是能緩和精神方面、心理方面的壓力。**

或許，你曾聽過所謂的「跑步者高潮（Runner's High）」。在過度運動的狀態下，照理說身體應該會感受到強烈的疼痛及壓力才對，但實際上，當事者卻會感到身心舒暢。正是因為大腦及身體在感覺到強烈的壓力反應時，會基於恆定性機制而試圖緩和壓力，因而釋放出好幾種能帶來陶醉感及解放感的化學物質。

當我們的身體大量冒汗且獲得適度的疲勞感時，大腦會產生「運動過後好舒服」的訊號。因此，建議在日常生活中找出適合自己的運動，養成經常將壓力歸零的良好習慣。

運動過後，我們的大腦會處在不易感受到心理性壓力，並且擁有高集中力及記憶力的狀態。

因此，在工作或讀書之前，趁上午的時間適度地做一些運動。除了運動所帶來的恆定性反應之外，清晨的太陽也具有促使大腦分泌血清素的效果，在清晨運動能夠帶來一整天的舒適感。

尤其是生活特別忙碌，或是容易感受到壓力反應的時期，更應該把握機會好好運動，讓身體處在適度疲累的狀態，就算每天只運動十五分鐘也沒有關係。

操控大腦的自動開關——副交感神經系統的效果

大腦擁有一套自律性地控制全身行動的神經系統，稱作自律神經系統。自律神經系統分成兩大部分，其一是交感神經系統（Sympathetic Nervous System），其二則是副交感神經系統（Parasympathetic System）。由下一頁的圖可以看出，交感神經與副交感神經雖然路徑不同，但都是由腦部、脊髓等中樞神經出發，分布至全身的內臟及器官。

交感神經與副交感神經會以不同的路徑通往相同的身體部位，是因為這兩種神經發揮了互相制衡的效果。**交感神經一般被稱作「Fight or Flight」的神經系統，也就是「戰鬥（Fight）」或「逃走（Flight）」的神經系統。**

不管是戰鬥還是逃走，都是提高生存機率的重要行動，因而交由神經系統進行自律控制。交感神經能夠藉由加快心跳，將大量血液送往全身，如此一來，就能輸送更多的能量（葡萄糖）至全身各處。除此之外，交感神經還能擴張膀胱，減少尿意，畢竟在必須戰鬥或逃走的節骨眼上，當然沒有時間排尿。

另一方面，**副交感神經則被稱作「Rest or Digest」的神經系統，也就是當需要「休息（Rest）」或「消化（Digest）」的時候，就會掌握主導權的神經系統。**副交感神經是有助於儲存能量的重要神經系統，也要感謝它努力地儲存能量，當需要提起幹勁做某些事的時候，交感神經才能正常運作。

因此，交感神經與副交感神經的平衡可說是相當重要，一旦陷入失衡，嚴重者會罹患自律神經失調症。當我們承受了極大的壓力時，交感神經會掌握主導權，如果我們能夠刻意活化副交感神經，就能夠緩和交感神經的活動。

有很多方法都可以達到這個目的，本書將介紹幾個比較簡單的方法，請挑選對自己來說比較容易執行的，並且運用在日常生活中。

交感神經與副交感神經
會經由不同的路徑對相同的器官發揮作用

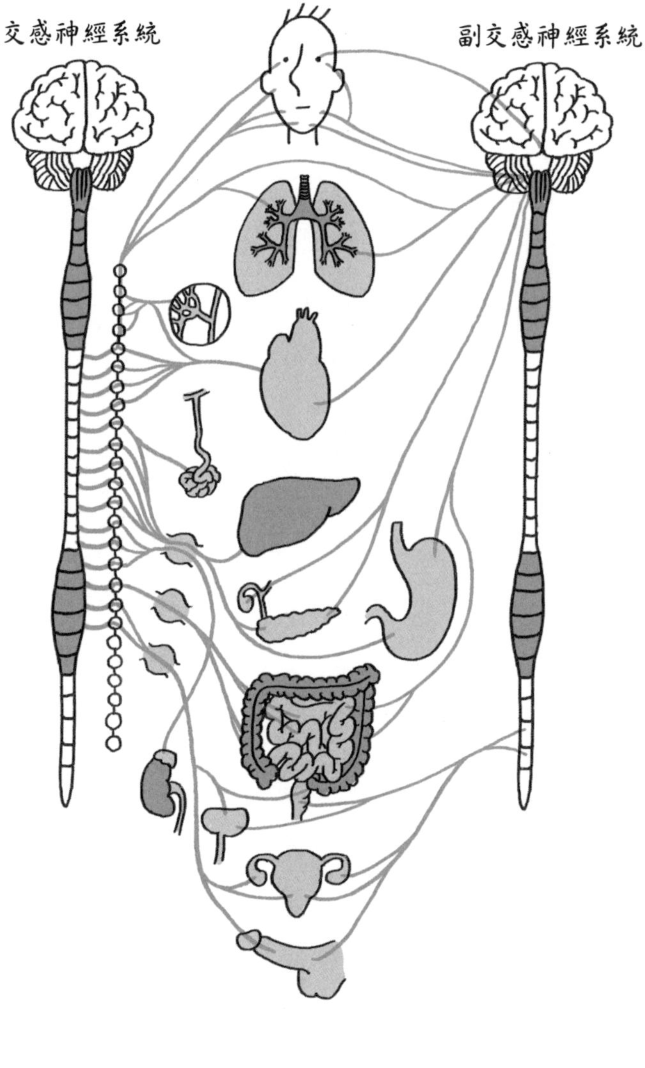

活化副交感神經❶——長吐氣呼吸法

首先介紹的，是從以前就有很多人推薦的「深呼吸」。

只要調勻呼吸，心情就會變得平靜，相信很多人都有過這樣的經驗吧。但從神經科學的觀點來看，深呼吸還有一些訣竅。那就是維持一定的節奏，吸氣的時候短一點，吐氣的時候長一點。

理由有二。第一，有節奏的動作能促進分泌血清素；第二，**吸氣的時候通常是由交感神經掌握主導權，而吐氣的時候則是由副交感神經掌握主導權。**

當你感到憤怒或承受巨大壓力時，呼吸會變得急促，只想要趕快吸氣，沒有辦法慢慢吐氣。而且在這種時候，也會覺得緩緩吐氣是一件頗為困難的事。

建議先暢快地吸一口氣，接著在不感到痛苦的前提下緩緩將氣吐出。這麼一來，副交感神經就會受到活化。就算只是好好專心呼吸一分鐘左右，心情也會平靜許多。

短吸長吐的呼吸法

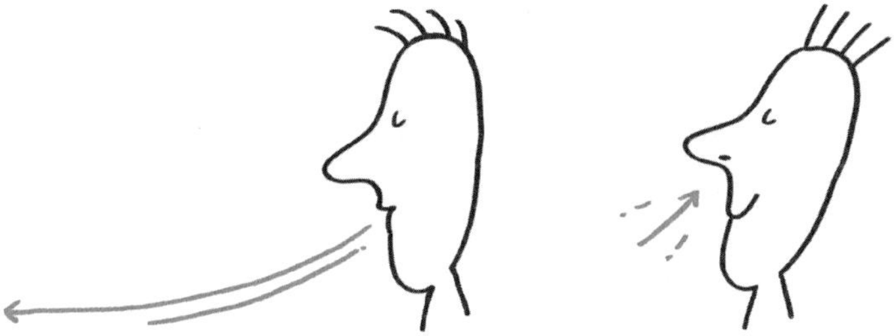

當心情十分慌亂的時候，很可能連好好呼吸都顯得格外困難。因此，平日就必須要多多練習呼吸法，當遇上緊急狀況的時候，才能夠利用呼吸法讓自己恢復冷靜。

許多教派的修行都會特別強調呼吸法，那也是因為太多人成功用呼吸來調節自己的內在狀態。

雖然只是微不足道的呼吸，卻是相當深奧。不過，也不必想得太艱難，只要輕輕吸氣，長長吐氣，保持舒暢的呼吸就行了。請務必嘗試看看。

活化副交感神經❷——專心用餐

此外還有一個方法，就是進食。不知道你是否曾經聽過「壓力大的時候會變胖」這個說法？**肚子明明不餓，卻想要吃東西。一旦發生這種狀況，很有可能是身體感受到了強大的壓力，為了排遣壓力而產生進食的慾望。**

進食行為所需要的腸胃活動及唾液腺活動，都是由副交感神經掌控。因此只要進食，就可以緩和過度反應的交感神經，進而維持在適度的狀態。

因為這個緣故，我特別推薦要把用餐的時間當作緩和負面壓力的時間。當然，如果是埋怨自己「明明肚子不餓，為什麼吃這麼多」的狀況，由於進食的行為並非由自己主導，這種違背自我意願的行為也會誘發壓力反應。但，如果是在自己的主導之下享受餐點，用餐就會變成有效排遣壓力的行為。

用餐的時間可說是相當寶貴。用餐時，如果還想著工作或不愉快的事，那可就浪費了難得的平靜時光。

專心用餐，才能活化副交感神經

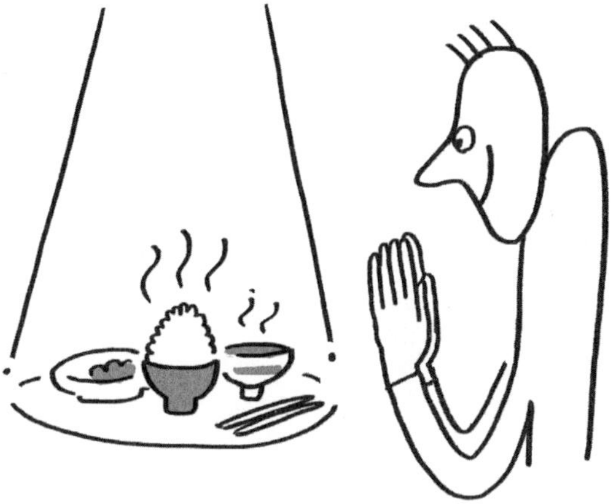

專心地好好吃一餐飯，除了能夠補充能量之外，還具有緩和負面壓力的效果。正因為如此，有些覺察（Mindfulness）活動是與用餐有關。

「開動」、「吃飽了」這些飯前飯後常說的話，也可以設定為「例行公事」，當成是提醒自己專注於用餐行為上的暗號。好好重視用餐的時間，可說是減緩負面壓力的重要關鍵。

活化副交感神經❸——哭泣

想哭的時候就哭，這也是很重要的訣竅。

不讓任何人看見眼淚的想法雖然很美，但哭泣對我們有正面的幫助。為什麼人會流眼淚？從生物的角度來看，哭泣是相當重要的機能之一，絕對不能輕忽了這個自然行為的重要性。

眼淚的分泌會活化副交感神經。通常都是在感受到難以承受的心理壓力時，才會哭泣流淚。這意味著交感神經過於活絡，**分泌淚液則可以有效地將大腦的模式切換為副交感神經。不僅如此，淚液中更含有壓力激素皮質醇。**（※22）

這代表著當我們在感受到強大壓力時會流淚，是為了靠物理方式將皮質醇排出體外，以緩和壓力所帶來的不適感。

相信每個人都有過哭完之後心情輕鬆不少的經驗。那是因為放聲大哭時，自然而然會做出吐氣的動作，而且淚水的分泌會活化副交感神經，再加上壓力激素皮質醇會隨著淚

流淚能夠將壓力激素皮質醇排出體外

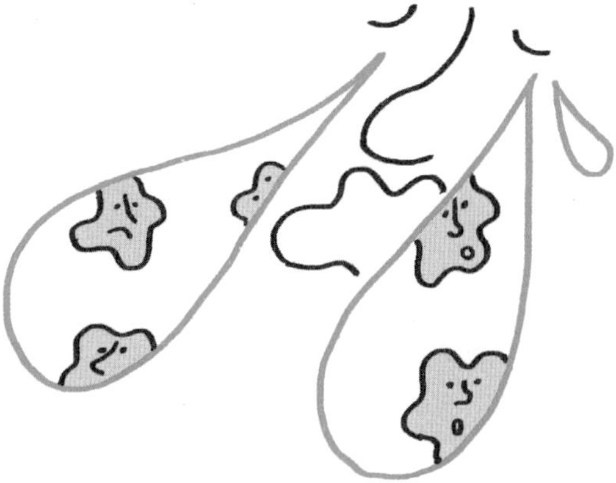

水排出體外的關係。

想哭的時候就放聲哭泣，不應該忍耐的。這是將身體及腦中的負面壓力排出體外，讓自己獲得解脫的一種手段。正因為身體發現到異常，所以才會分泌出淚水。

既然壓力激素會隨著淚水排出，那就讓淚水幫我們把負面壓力都帶走吧。

全心全意的擁抱——催產素的效果❶

什麼樣的人能夠讓你卸下心防，並且寄予完全的信賴？什麼樣的人，能夠讓你打從心底深愛不已？事實上，如果能擁有這樣的對象，對大腦也是相當有幫助的。

每當我們產生壓力反應，在恆定性的機制之下，身體會在不知不覺中，半自動地出現緩和壓力的反應。其反應之一，是大腦會分泌出一種名為催產素（Oxytocin）的化學物質。

催產素常被稱作「愛情激素」、「愛的分子」或「擁抱激素」。那是因為當我們在與他人擁抱時，腦下垂體（Hypophyse）會分泌出這種物質。這種化學物質非常重要，因為它可以讓我們感受到與他人之間的親近感或距離感。

舉個有名的例子，有科學家以「信任遊戲」進行了一場催產素的實驗。根據實驗結果顯示，催產素在信賴他人的行為中扮演了相當重要的角色。比較施打了催產素的小組與什麼都沒有施打的小組，可以明確發現，**施打了催產素的小組在統計上信賴他人的比例會大幅提升。**（※23）因此，催產素又有「信賴激素」之稱。

當體內出現了壓力反應，大腦就會開始分泌催產素，這不僅證明了人類是一種社會性的動物，也證明了催產素是聯繫人際關係與建立社會不可或缺的化學物質。

感受到負面壓力時，只要能夠活用分泌催產素的機制，就可以緩和負面壓力的影響。

心情覺得難過的時候，即便只是單純的一個擁抱，也會療癒心靈。你是否也曾有過類似這樣的經驗？帶有愛意的擁抱，能夠誘發催產素，讓內心的焦躁舒緩。不必詢問原因，不必提出解決問題的辦法，只要一個充滿關懷的溫柔擁抱，更勝千言萬語。

而且，不是只有受到擁抱的人才能獲得這樣的效果。主動擁抱的一方，體內也會分泌出催產素，對自己也是有幫助的。

父母能夠無怨無悔地照顧孩子，催產素也是主要的原因之一。光是看見心愛的孩子，大腦就會分泌出催產素。雖然養育孩子的過程難免會發生許多意外插曲，並非全然順利，這必定會讓大腦及身體產生壓力反應，但父母並不以此為苦，那是因為受了催產素的影響。

全心全意的擁抱能讓大腦分泌催產素

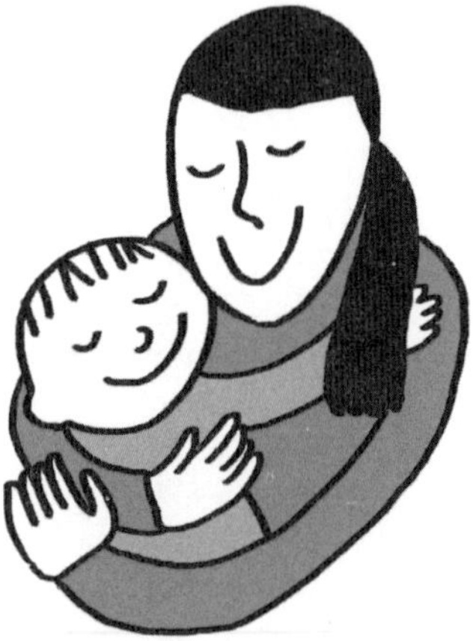

養兒育女很辛苦，因此，出現壓力反應是常有的事。如果你也遇上了這種狀況，請先保持冷靜，試試看全心全意地給孩子一個擁抱。相信你的壓力也會驟然消失。

訣竅就在於把全部的心思放在「現在這個瞬間」，好好擁抱心愛的對象。壓力反應過度強烈，大多是因為心思被過去或未來束縛住了，可能是想起過去的不好回憶，或是對未來感到不安。當你察覺自己有這樣的狀況，更應該懷著感恩之心，好好擁抱心愛之人。這麼一來，存在於你心中的負面壓力必定能夠有所趨緩。

打從心底的信任——催產素的效果❷

當大腦感覺到想要親近某人，或是想要與某人產生聯繫時，就會分泌出催產素。就算那個人不在眼前，靠著想像或觀看照片、影片，也能獲得相同的效果。許多士兵上戰場時，都會把心愛家人的照片帶在身上。對於一個置身在強大壓力下的人來說，這是相當有正面意義的做法。

關鍵就在於能夠把多少的心思放在自己最心愛的照片或護身符上。越能投入全部的心思，這張照片或護身符就越能讓自己恢復冷靜。不僅如此，在時時想起這個物件的過程中，大腦也會經由學習，而明白這個物件是讓自己獲得冷靜的關鍵要素。

例如，有個人的身上隨時帶著一個老舊的護身符，另一個人看到了，認為帶護身符的行為沒有任何意義，只是自我安慰而已，在科學上沒有任何效果。這樣的想法其實是值得商榷的。

帶著護身符的人，大腦裡可能有著許多與那個護身符共同度過的記憶。可能是心愛之人真心誠意贈與的禮物，將護身符帶在身邊，或許能夠讓他深刻感受到心愛之人彷彿就在身邊。在這樣的條件下，護身符必定能夠誘發出那人腦中的催產素。雖然旁人無法以肉眼看見，但**心愛之人卻能夠以記憶的形式，存在於他的大腦之中。**

不能因為肉眼看不見，就認定這種事情不科學。世界上存在很多科學無法解釋的事情，**更何況就算肉眼看不見，事物還是能以細胞、分子或能量的形態出現在我們的大腦之中，對大腦的反應造成巨大的影響。**

這一點，可以從歷史明瞭。不同宗教的傳說及教義，讓各種肉眼看不見的神佛在我們的腦中被塑造出來。雖然看不見，但這些神佛卻能以記憶組合的形式，存在於每個人的大腦之中。

當然，如果不充分運用大腦的機能，是沒有辦法讓這些神佛出現在腦中的。信仰的時間越長且越虔誠，神佛的形象在腦中就越清晰可辨；如果不夠虔誠，心中的神佛就會模糊而虛幻。倘若神佛在你的腦中並沒有一個明確的形象，代表這些神佛無法對你的人生造成影響。

相反地，如果信仰多年又相當虔誠，神佛在你心中的地位就會非常崇高，自己的想法、感受、言行舉止乃至於生活各方面都會受到改變。

因此，我們可以說信則有之，不信則無。每個人對宗教的看法並不相同，選擇相信或不相信什麼，每個人的立場也不一樣。這無關對或錯，**但擁有一個讓自己能夠打從心裡相信的事物，助益是非常大的。**

當然相信的對象並不一定要與宗教有關。然而，宗教在人類漫長的歷史中累積了深厚智慧，其故事或教誨比較容易被我們的大腦所接受。

擁有一個讓自己打從心底相信的事

虔誠的信仰能促使大腦分泌催產素

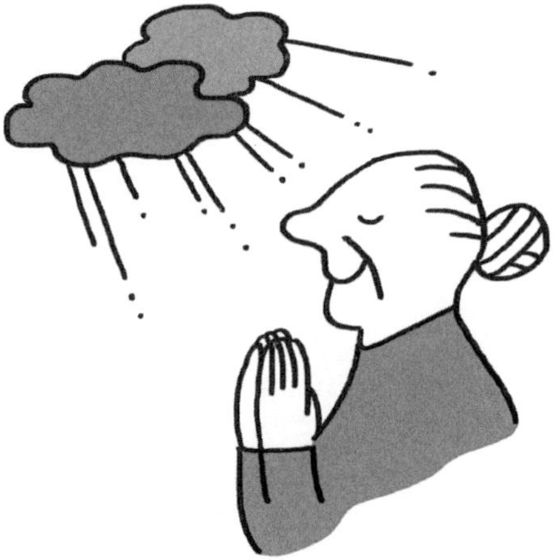

物，能讓人生變得更加和諧且多采多姿。

懷抱感謝之心——將正向的記憶烙印在心中

相信大家都明白抱持感謝之心的重要，以下將從神經科學的角度，來探討感謝的價值。

在什麼樣的情況下，你會產生感謝之心？我相信大多數的情況，應該都是在心中產生正向的感情時，對於讓自己產生這種心情的對象心懷感謝吧？

而這樣的狀態對大腦來說，是非常重要的學習。察覺心中的正向感情時，我們會當面向對方鞠躬道謝，或是寫信道謝。相信每個人在一生之中，都做過這些事情好多次。重複這樣的循環，便能讓大腦依循「Neurons that fire together wire together」的大原則進行學習（參閱第74頁）。

從圖中可以了解，當我們經歷了正向的體驗時，正向的情節記憶會記錄在海馬迴中，為什麼抱持感謝之心，就會變得樂觀積極？

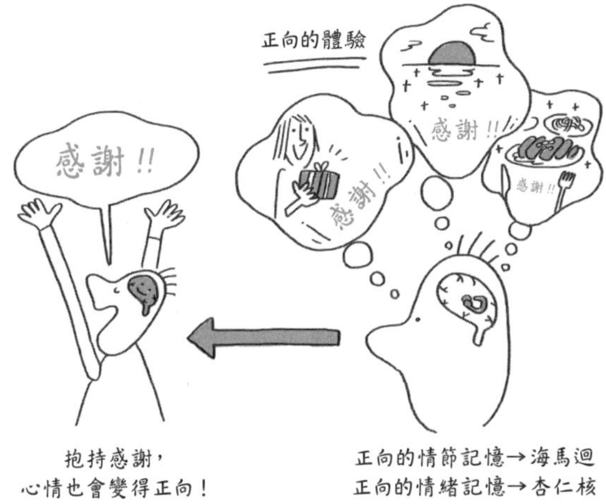
正向的體驗
感謝!!
感謝!!
感謝!!
感謝!!
感謝!!
抱持感謝，
心情也會變得正向！
正向的情節記憶→海馬迴
正向的情緒記憶→杏仁核

正向的情緒記憶則會記錄在杏仁核中。**在我們抱持「正向感情」時，如果能夠「同時」表現出「感謝」之意，腦中的迴路就會更加鞏固，也就是「感謝」能帶來更多的情緒記憶，讓杏仁核維持好心情。**

這麼一來，就好像「巴甫洛夫的狗」一沒看到肉只是聽見鈴鐺聲也會流口水一樣，明明沒遇到什麼好事，但因為心中抱持著感謝之意，心情自然就會變得樂觀正向。

想要變得多積極樂觀，端看平常能抱持多大的感謝之意。一定要確實執行，**重視心中的正向感情，一旦察覺就要深**

深咀嚼，並且將感謝之意化為實際的言語或動作，為這起事件貼上標籤。

只要全心全意地這麼做，正向的記憶就比較容易進入大腦之中，大腦也會比較容易儲存這些正向的訊息。

你想在大腦的記憶保存系統裡放入什麼樣的訊息？這才是最重要的關鍵。記憶並非抽象的事物，而是以細胞及分子結構變化的形式存在的物質。只有你可以製造出屬於你自己的記憶。

「感謝」從字面上來看，是先「感受」再「道謝」。「謝」這個字，還可以拆解為「言」及「射」，也就是朝著對方說出心中的念頭。換句話說，你必須先感受到自己的心情，接著將這份心情傳達給對方知道，這就是感謝。並非只是形式上的道謝，也並非只是要誘發對方心中的正向思維。傳達感謝之意的當事人，心中也會產生正向思維。

感謝的時候，一定要真心誠意。虛有其表、不帶心意的感謝，是沒有任何意義的。不管是再微小的事情也沒關係，好好對平日讓自己產生正向感情的對象打從心裡表達謝意吧。千萬不要忘了，**傳達感謝之意的行動不僅能促進良好的人際關係，還可以提升自己**

心中的正向意念。

對「身在此地」表達感謝之意

有什麼是我們應該感謝的事情？首先，應該先對苦難表達感謝之意。正因為遭遇了苦難，我們才能產生感恩之心。其次，是對自己「身在此地」表達感謝，光是能夠存在於這個世界上，便已是奇蹟了。以下將針對這一點稍作說明。

父親的精子與母親的卵子在那微小的世界裡相遇，本身就是一個奇蹟。這兩個細胞相遇之後，又彷彿依循著奇蹟般的程式，進行細胞分裂與增殖，發生結構上的變化，才變成了現在的我們。而且那程式並非單一選項，而是頗為自由的程式，一部分的程式內容就如同白紙般，能夠隨著環境而產生不同的結果。我們不僅能夠適應各種不同的環境，還能夠感受到納豆的美味，也懂得欣賞音樂的悅耳動聽。

我們能在心中來一趟自由自在的宇宙之旅，也能讓夢想中的美妙世界化為現實。聽見朋友的喜事能讓我們由衷感到喜悅，看到朋友遭受傷害會讓我們感到憤怒。我們懂得計算數量，懂得下西洋棋，懂得欣賞繪畫，也能夠自行畫出作品。沐浴在陽光下能讓我們身心舒暢，與心愛之人的肌膚之親能讓我們感到溫暖，而且還能孕育出全新的生命。

我們每個人的身體，都像是一場又一場無可取代的奇蹟。奇蹟幾乎不可能實現，但是它卻實現了。這是多麼難能可貴的事。

人與人之間的優劣高下，與我們能夠擁有身體的奇蹟相比，實在是微不足道。光是能夠存在，便是一個多麼了不起的奇蹟。然而，很多人卻認為這太理所當然，便沒有將它放在心上。沒錯，感謝的相反詞，正是「視之為理所當然」。

把原本很難發生的事情視為理所當然，是一種**認知偏見**。抱持這種認知偏見的人，很難對自己的存在心懷感謝。有很多人雖然過著富裕的生活，卻感受不到一點幸福。**當擁有很多錢時，任何時候都可以用錢買到自己想要的東西，若是這樣的狀況重複出現，除非我們特別提醒自己，否則大腦將不再抱有感謝之意。**

不僅如此，同樣的狀態長期持續，心裡也會漸漸變得更加貪婪而無法滿足。一旦狀況變得比以前稍差，就會容易因期待落差而陷入悲觀的情緒之中，產生壓力反應。如果能夠產生正向的期待落差，是再好不過的，但大多數的人很難抱持這樣的心態。**唯有在得到更新、更大的快樂及刺激時，才會產生幸福感，這可以說是一種大腦的退化。**

人生之中充塞著各種喜悅與快樂的種子，唯有自己才能夠找得出來。**若能從微不足道的小事中感受到喜悅與快樂，代表這個人擁有較高等的大腦。**

上述的意思並不是說不能過奢侈的生活，而是要強調只是奢侈地過生活，可能會讓大腦在不知不覺之間認為這是理所當然的事。如此一來，大腦就會隨時處在高度期待的狀態下。當不如期待的事態一再發生，那麼，這個人就會在一般人感受不到壓力的環境裡感受到壓力，獲得幸福的機率也會大幅下降。

如果你想要擁有豐富而精彩的人生，務必學會察覺生活中那些被你視為理所當然，或微不足道的小小幸福，好好地加以感受並抱持感謝之心。感謝過去視為理所當然的生命，感謝陪伴在自己身邊的人，感謝家人及同伴。在你的生活周遭，一定存在著許多能夠為你帶來正向能量的契機，只是你沒有察覺而已。請養成從平常就找出這些寶物的習慣。

將能夠為自己帶來心靈平靜的事物「視覺化」及「記憶化」

在你的周遭必定隱藏著許多正向感情的種子。這些種子有可能被你視為理所當然或太過微不足道，因而棄如弁髦，這實在很可惜。

我們能夠投注關心的對象有限，因此，更要主動挑選自己所看見的世界，選擇讓什麼樣的訊息進入我們的腦中。不管是想要與負面壓力好好相處，還是想要獲得能夠讓自己有所成長的正面壓力，這都是相當重要的環節。

以下是一個能夠幫助你做到這點的練習。從下列的三個範疇中，分別找出二十個能夠帶給你這種反應的事物，寫在第160至162頁的表格內。

- **Relax、Refresh類（能夠讓你感到放鬆或身心舒暢的事物）**

  ——副交感神經、血清素

- **Fun、Hobby類（能夠讓你感到有趣、產生興致的事物）**

  ——β內嗎啡／多巴胺

・Love、Care 類（你所深愛或能夠讓你感覺受到關懷的事物）
——催產素

大體來說，Relax、Refresh 類主要尋找能夠活化副交感神經、血清素的事物。Fun、Hobby 類是β內嗎啡、多巴胺。Love、Care 類則是催產素。

或許有些人曾做過「寫出喜歡的事物」的題目，但應該只要寫出五個答案就好。然而，這個題目至少必須寫出二十個，我相信你一定寫得出來。

非常喜歡的事物、容易忽略的小事物、今後想要多接觸的事物，很有發展潛力的事物等等，只要是你覺得對自己有幫助或喜歡的，全都可以寫出來。

同一個事物可以出現在不同範疇之中，分類也不必太嚴格遵守，可以先從讓你最有感觸的範疇開始寫起。

過程中，相信你一定會發現自己比較容易察覺哪一方面的感情。

能夠讓你感到放鬆或身心舒暢的事物

請你仔細回想自己感覺到「放鬆／身心舒暢」的瞬間，盡可能把相關的物品／事件／人物／動物／地點／時間／姿勢等寫下來，即使是微不足道的小事也無妨。並且針對每個項目寫下「與自己的距離」（A：滿分 10 分）及「接觸的頻率」（I：滿分 10 分）的分數。

	Relax、Refresh 類	A (1→10)	I (1→10)		Relax、Refresh 類	A (1→10)	I (1→10)
1				11			
2				12			
3				13			
4				14			
5				15			
6				16			
7				17			
8				18			
9				19			
10				20			

能夠讓你感到有趣、產生興致的事物

請你仔細回想「讓你感到有趣或當成興趣」的事物。任何物品／事件／人物／動物／地點／時間／姿勢等都寫下來，即使是微不足道的小事也無妨。並且針對每個項目寫下「與自己的距離」（A：滿分 10 分）及「接觸的頻率」（I：滿分 10 分）的分數。

	Fun、Hobby 類	A (1→10)	I (1→10)
1			
2			
3			
4			
5			
6			
7			
8			
9			
10			
11			
12			
13			
14			
15			
16			
17			
18			
19			
20			

你所深愛或能夠讓你感覺受到關懷的事物

請你仔細回想「你所深愛」或「讓你感覺受到關懷」的事物。任何物品／事件／人物／動物／地點／時間／姿勢等都寫下來，即使是微不足道的小事也無妨。並且針對每個項目寫下「與自己的距離」（A：滿分 10 分）及「接觸的頻率」（I：滿分 10 分）的分數。

	Love、Care 類	A (1→10)	I (1→10)		Love、Care 類	A (1→10)	I (1→10)
1				11			
2				12			
3				13			
4				14			
5				15			
6				16			
7				17			
8				18			
9				19			
10				20			

填寫這個表格的訣竅是要真心誠意。因為填寫的行為並非目的，真正的目的在於要讓大腦深深記住這些帶給自己正面能量的要素。

當我們因負面壓力而心裡感到煎熬時，平常這些最珍惜、最關心的事物在大腦中留下的印象越深，也就越容易與它們產生交集。這些事物必定能夠幫助自己減緩負面壓力。

假如平常一點也不關心這些事物，等到為壓力所苦時才想到，往往是沒有任何成效的。建議每天都要與這些事物建立良好的關係，當有需要的時候才能夠派上用場。

為了讓大腦牢牢記住這些重要的事物，我們必須站在全面性的客觀立場，為兩項指標作出1～10的評分。第一項指標是這樣事物與自己的距離，第二項指標則是與之接觸的頻率。

請注意，評分的目的，並不是為了分出好壞高下。**大腦的前島（Anterior Insula，AI）及前扣帶迴皮質有著監測自身情緒反應強度的機制，評分可以達到練習的效果。**（※24）這麼做可以為這些事物分別貼上標籤，確認這些事物能為自己帶來多大程度的反應。如果能找到令自己非常開心或極度平靜的事物，自然再好不過了，就算只是能引發小小反應的事物，也很不錯。

重點就在於，必須根據自己心中的相對感受評出高低分數。至於其他人怎麼想，一點也不重要。請完全依循你自身的感覺，在確實觀察自身的反應之後給出分數。

最後，請你再次環顧這些對你來說極為重要的事物，應該能夠從這些事物中發現許多共通的特徵。例如「大多跟人有關」、「大多是單獨做的事」、「大多跟吃有關」、「高反應強度的事物比較多」、「細微反應的事物比較多」等等。這樣的觀察，有助於獲得對自己更全面性的認知，這也是培養「後設認知」的環節之一。所謂的「後設認知」，英文是Metacognition，其中「Meta」的原意是「高度的、高次元的」。「後設認知」的意思就像是「認知的認知」，也就是對自我認知狀態的一種理解。

其實，也不必過度深入地分析，只要概略地瀏覽，找出共通的特徵就行了。這麼做也有助於讓你發現接下來尋找正向事物的方向，例如你可能會產生「我想在這個領域找到重要的事物」的念頭。

這幾張表格就像是你的寶物箱。完成了之後，請利用本書第319頁所介紹的「團體練習」，與同伴們分享這些資訊。藉由來自同伴們的溫暖意見回饋，相信這些寶物會在你的心中更有存在感，而負面壓力也會變得更加渺小。況且，知道好友的興趣與關心事物，也有助於彼此更加瞭解對方，請務必嘗試看看。

為行事曆增添繽紛色彩，誘發正向情緒

當你開始注意、認知及記憶這些能夠為你帶來正向情緒的事物之後，接下來的重點就是**讓這些重要的事物佔據你的意識，使其在現實世界裡擁有更加繽紛的色彩。實際上要怎麼設計，應該由你自己來決定。**

具體的做法有很多種，在此介紹的是利用行事曆或筆記本。不管你所使用的行事曆是在筆記本、電腦，還是智慧型手機，都沒有關係，請好好加以活用。

多數人的行事曆或筆記本裡，都寫滿了與工作有關的事項或行程安排。但如何讓每一天都過得更加快樂，完全在自己的掌控之中。請利用剛剛所寫好的「美好事物表」，將美好的事物加入還沒有安排工作或學習的空白處。

例如喜歡喝咖啡的人，不要只是漫不經心地喝著咖啡，應該在行事曆上加入好好享受咖啡的時間。此外，也可以加入陪孩子玩耍的時間，或是享受閱讀樂趣的時間。如何將喜歡的事物排進自己的行程裡，如何讓自己的人生變得更加豐富，全看你的安排。

這麼做的用意，並非只是為了增加快樂的時間及接觸美好事物的機會。當我們把這些能夠帶來快樂的事物加以視覺化，不僅可以大幅降低負面壓力，而且這些美好事物所誘發的多巴胺，也有助於提升工作或學習的效能，可說是一舉數得的做法。

當然，每個人安排時間及運用行事曆的方法都不相同，並沒有什麼非這樣不可的做法。請當成是「由自己引導自己的人生走上更精彩的道路」，而不是一件由他人所交代的工作。

稍微花一點心思，好好安排一下自己的行程吧。最好能夠為每個行程取一個別出心裁的名稱，這麼一來，整個行事曆就會變得有趣極了。例如享受咖啡的時間，可以在行事曆上寫「仙豆咖啡時間」。仙豆出自動漫《七龍珠》，是一種能夠讓人恢復精力的豆子，這樣喝咖啡的時間就變成了恢復精力的時間。這種經過精心設計的行程，會使得每一天都變得快樂、豐富且多采多姿。

生命有限，能夠關心的事物也有限。要讓自己的大腦處理什麼樣的訊息，端看你如何安排寶貴的時間。請務必好好重視自己的時間，我由衷希望你能夠以幸福的種子填滿你的時間，讓人生更加精采豐富。

CHAPTER 03

讓正面壓力成為助力

有效利用壓力，加速自己的成長。

讓正面壓力化為成長的能量
——實現大腦的進化

壓力可以是黑暗，也可以是光明

能夠提升表現、促使我們成長、讓人感受到幸福的壓力，我們稱之為正面壓力。

伴隨著壓力反應出現的每一種體內環境變化，都有其存在的意義及職責。比方說在第1章及第2章介紹過的皮質醇這種壓力激素，雖然它過度分泌會導致前額葉皮質喪失機能，但它能促進脂質及醣類的代謝，使得身體及大腦能更加靈活地運用能量，可說是相當重要的激素。

除此之外，還有一些壓力激素，**兒茶酚胺（Catecholamine）**能夠提高心跳的脈搏數，增加送往骨骼肌的血液量，與交感神經交互作用下，提高我們各方面的能力；**去氫表雄**

固酮（DHEA）則能夠對一種名為神經生長因子（NGF）的蛋白質發揮作用，防止神經細胞壞死，幫助合成新的神經細胞（此現象被稱為神經新生，Neurogenesis），對學習有所助益。（※25）

然而，能夠善加運用這些正面壓力能量的人，我想應該為數不多吧。因為**在容易產生正面壓力的環境下，負面壓力也同樣隨之而生。**在這樣的情況下，**受到負面偏見的影響，大腦的注意力往往會被負面壓力所吸引。**

不過，有些人即使置身在宛如黑夜一般的負面壓力之中，依然能夠看見光芒，將壓力轉化為正面壓力。

不管是正面壓力還是負面壓力，其能活化的大腦部位，及分泌的化學物質幾乎完全相同。同樣的壓力反應，到底是會變成黑夜，還是光芒，完全取決於反應的強度是否適當、我們如何看待這些壓力反應，以及大腦如何記憶這些現象。

VUCA的時代——現代的變化速度遠遠超越過去

隨著科技的發展，讓生活變得越來越便利，但這個現象也帶來了過去不曾有的黑暗面。SNS（社群網路服務）讓我們能夠輕易與遠方的人們交流，這當然是一件很好的事情；但另一方面，因為距離拉遠了，也開始出現一群在網路上霸凌他人的人，形成了前所未有的壓力反應。

為什麼現代社會特別容易出現黑暗面？追根究底，那是因為現代社會的環境及狀況實在變化太快，難以預測未來會是何種樣貌，正是這種不確定性成了黑暗的淵藪。當然，不管是在任何時代，要預測未來都不是一件容易的事，可是，**現代生活環境的變化速度遠遠超越了過去的任何時刻，這也讓預測變得更加困難。**

變化速度如此之快的最主要原因，都要歸功於科學技術的發展。許多過去不可能做到的事情，在現代人的眼裡都不再是難事。

解剖學上所定義的現代人（克魯馬儂人，Cro-magnon man）誕生於一萬至四萬年前，但現代人直到大約一百年前才發明飛機，在發明飛機的數十年後就上了太空，這樣的變化速度實在令人嘆為觀止。

如果把視角拉回我們的日常生活，在人與人的交流方式上，也同樣地出現了相當巨大的變革。從奈良時代（西元710至794年）到鎌倉時代（西元1185至1333年），這大約五百年的期間，若要向遠方的人傳遞訊息只能依靠寫信。

就算是到了現代，大約在三十年前，車站還有所謂的留言板，供人們互相傳遞訊息。除此之外，公共電話也是當時人們經常使用的工具。相信有些人會很懷念蒐集電話卡的時代吧？那也不過是三十年前的事。

不久之後，就出現了個人手持式電話系統（PHS）。又過幾年，便進入了人人一支手機的時代。最近這十年來，智慧型手機已經成為主流。如果以十年為單位來看，就可以明白我們的訊息傳遞方式變化速度有多麼快。

不僅如此，就連全身麻痺的病患向他人傳遞訊息的方式，在這數十年來也有了長足的進步。當全身的運動神經都處於麻痺狀態時，由於無法使用嘴部周邊的肌肉，因此說不出話。但有很多全身麻痺的病患不僅大腦健全，可以正常思考事情，而且聽覺神經也很正常。他們能夠接受外在的訊息，並且根據這些訊息來思考，只是無法做出任何回應。

像這樣的病患，如今也可以與他人進行交談了。他們的做法是先讓電腦辨識病患在想像各個英文字母時所發出的腦波，如此一來，病患就可以把自己的想法，以英文字母的方式呈現在電腦畫面上。

撇開優缺點不談，至少我們必須承認，在傳遞訊息的手法上，從奈良時代到鎌倉時代的五百年所發生的變化，跟近代數十年所發生的變化，簡直不可同日而語。接下來的十年、二十年，溝通的方式必定還會有突破性的發展，屆時的訊息傳遞方式，必定是現代人無法想像的。換句話說，就連那不久後的將來會是什麼樣的情況，大家也難以掌握。

VUCA的時代需要什麼樣的適應能力？

現在世界上的各領域（尤其是經濟界）經常以「VUCA」來形容這個快速變化的時代。有越來越多人稱現代為「VUCA時代」。這四個英文字母分別是以下這四個詞的縮寫。

在這瞬息萬變的時代，你有兩條路可以選擇

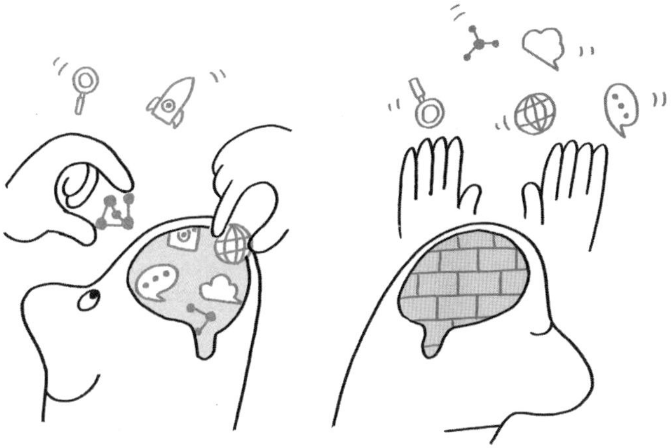

V：Volatility，變動性
U：Uncertainty，不確定性
C：Complexity，複雜性
A：Ambiguity，模糊性

在這個變化快速且越來越複雜的世界，充塞著模糊且不確定的資訊。偏偏我們的大腦對於不確定性的要素特別容易產生反應，可以想見會出現不少的問題。

技術革新的本意，應該是要讓人類的生活更加多采多姿，如今，卻成為令我們陷入深淵的肇因。不過，當然不能說技術革新是一件不好的事。就像前述全身麻痺病患的例子一樣，很多人能夠與

心愛之人互相傳遞訊息，人生變得豐富精采，所倚賴的也正是技術革新。

面對這瞬息萬變的時代，我們有兩條路可以選擇。

其一是畏縮於技術革新所衍生出的陰暗面，不願意加以理解，也不肯尋找有效利用的方法，只是怨天尤人，任由負面壓力不斷累積；其二，接納這些黑暗面，以光芒照亮黑暗，從中尋找自我成長的可能性，以自己的雙手改變眼前的世界。

當然每個人的價值觀及思考模式都不相同，也不能武斷認定後者才是正確的心態。但可以肯定的是，後者具備了順應這個世界所不可或缺的能力。

能夠存活下來的生物，不是最強壯，也不是最聰明的，而是能自我改變的。

這是提出《演化論》的著名學者達爾文（Charles Darwin）的名言。在這個日新月異的時代，我們必須不斷自我進化，以順應這個VUCA的時代。也可以這麼說，這是一個享受過渡期的時代。就讓我們好好咀嚼達爾文的名言，一起來探討如何獲得正面壓力，化壓力為力量吧。

抱持自行規劃世界的想法

人類的大腦能夠主動且刻意地篩選想要接收什麼樣的訊息，這正是大腦的有趣之處。大腦並非只是以單純的反射反應來面對這世界上的一切，大腦所認知的事物，不一定是這些事物的真實面貌。對於萬事萬物的認知，大腦總是戴著主觀的眼鏡，也讓**我們能夠自由選擇要如何認定這些事物。**

如果你一直注意著這世界及人性的醜陋面，那麼，你的大腦所看見的世界，必定是醜陋且充滿了煎熬。如果你的大腦演算系統不斷吸收著那些憤世嫉俗的訊息，你自然也很容易陷入憤世嫉俗的窠臼。

相反地，如果你能夠寬大包容那些醜陋面，並且把注意力放在這世界及人類的魅力與趣味上，那麼，對於大腦而言，這個世界就會是一個藏寶箱。

要對什麼樣的訊息投注關心、要讓自己的大腦及身體產生什麼樣的反應，我們都可以靠自己的意識加以改變。

你希望這個世界在你的腦中呈現出什麼樣的形象？唯有你，才能為自己規劃出想要的結果。投注關心的方向不同，輸入大腦的訊息不同，這個世界就會截然不同。

世界到底是什麼模樣？這個問題並沒有標準答案。就算有一個鼎鼎大名的老師告訴大家「世界就是這樣」，那也不過是他的大腦所映照出的世界。當然，你可以把它當成一種參考資料，用來建構出自己腦中的世界觀，但你最終想要看見什麼樣的世界，完全是由你自己來決定的。

就算是誤解，也沒有什麼不好。一個雖然誤解了這個世界，但能夠過著幸福日子的人，跟一個不斷追求正確，卻因為期待落差而累積大量負面壓力的人，或許前者才是真正能夠順應時代的高等生物。

要選擇什麼樣的素材來拼湊出腦中的世界，你可以自己決定。大腦能夠處理的訊息量，也就是我們能夠投注關心的訊息量，可說是相當有限的，你無法期待大腦有能力處理一切接收到的訊息。因此，想要呈現什麼樣的訊息在大腦面前，你必須自行取捨。

自行規劃周遭的生活環境

由此可知，環境相當地重要。**你的大腦容易接收到什麼樣的訊息，取決於你的生活環境以及身邊的那些人。**如果周遭環境不斷釋放負面壓力，除非你擁有過人的精神力，否則很難維持自我的主觀意識。俗話說，「近朱者赤，近墨者黑」就是這個道理。

相反地，如果周遭環境很容易讓你維持心中所期許的自我狀態，也就更輕易地能把全部的心思放在所追求的事物上。

一旦周遭環境充塞過多的負面壓力，這時注意力就會遭到分散，不管是讀書還是學習都會缺乏效率，而且難以有所成長。

當然，天底下並不存在能夠完全符合心中期許的環境。但是靠著自我意志及抉擇，我們在某種程度上還是能創造自己的環境。首先，可以試著改變投入注意力的方向，如果收不到效果，也能採取實際的行動來改變環境。

有些人會認為，這是一種逃避的行為，但是逃避也沒有什麼不好。如果只是隱隱承受著自己所不樂見的壓力，不僅會降低工作效能及學習效率，還會使大腦容易被負面壓力所操控。

相較之下，如果你是在完全自主的情況下採取行動，即便承受壓力，也會是正面的壓力。只要面對全新的挑戰和學習，必定會產生壓力，就算完全出於自願也一樣。然而，當大腦處在自己所期望的狀態下，其所釋放出的化學物質能夠促使壓力為你帶來高度的成長。

每個人每一天都會與環境及周遭的人物有所交集，因此，對大腦的影響可說是相當地大。基於這個緣故，你必須要更加全面性地俯瞰自己所處的環境，並且主動調整及改變。

以理想的角度來看，只要能夠穩固好內心，就不會輕易受環境所影響。但能夠做到這個地步的人，若不是有著極度強烈的自我期許，就是曾經身處在有助於維持自我意志的環境，而且在大腦中留下了深刻的記憶痕跡。

依循自身的意志及抉擇來改變環境，也有助於我們朝著自己所期許的方向加速成長。

理由就在於，我們能夠自由運用的時間，以及能夠投注關心的對象實在太過有限了，唯有改變環境，才能不再把時間及精力浪費在自己所不樂見的壓力上。

如何編輯自己的世界

說到底，最大的關鍵在於如何以周遭環境的各種現象為素材，來編輯自己的世界。置身在相同的環境裡，有些人會受盡負面壓力的煎熬，有些人卻能感覺到幸福，其差別在於關心的事物及編輯能力。

編輯能力可以為你所投注關心的素材賦予色彩。不管是要讓它看起來陰鬱、安詳還是燦爛，都能隨心所欲。當你採取主動編輯，那麼，訊息在大腦裡就會形成更加強烈的記憶。

在這個時候，神經科學的原則「Use it or Lose it」就會發揮作用。你會選擇哪些訊息，讓這些訊息在大腦裡產生什麼樣的反應及認知，造成什麼樣的物理變化，形成什麼樣的記憶痕跡？

改變投入注意力的方向，就可以擁有全新的腦中世界

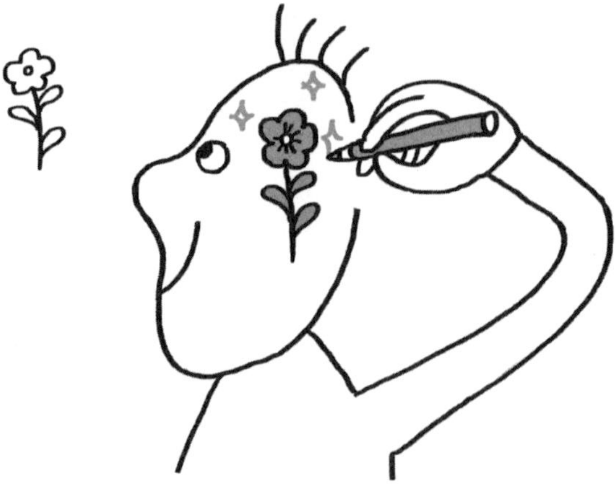

我們投注意識及注意力的方向，以及伴隨而來的反應，都會讓神經細胞的結構在極度微小的世界裡產生物理變化。就好像是在我們的頭蓋骨內側塑造形體，或是塗上油漆。

但必須注意的是，如果我們沒有主動引導這個過程，很可能會受到大腦的負面偏見、環境及周遭他人所影響，因而產生截然不同的記憶痕跡。

常聽人家說，應該要擁有自己的中心思想。這句話的真意，就是要你好好面對自己，並選擇要在大腦留下什麼樣的訊息。你所選擇的這些訊息，都會在腦中留下痕跡，進而成為自己的一部分。

當我們遇到不明確或不確定的事情時，多數人都會把心思放在消極面上，將此訊息編輯為負面壓力，在腦中形成記憶痕跡，成為身體的一部分。有了這樣的經歷之後，若再次遇到不明確的事情時，想要逃避的心態也就愈發強烈。

但另一方面，卻也有人能夠在遇到不確定性極高的事情時，把注意力放在其中的樂趣及可能性上，帶著好奇、期待且雀躍的心情編輯這個訊息。像這樣的人，會比較樂於接近不確定性較高的事物，也比較願意接受全新的未知挑戰。

如何看待這個世界，完全取決於身為製作人的你。如果你想要獲得正面壓力，就必須要有親手打造美好世界的決心。

大腦要如何成長？

——關於大腦的成長原理

「記憶痕跡」的本質——如何建構出屬於你自己的風格？

第187頁的圖，是大腦神經細胞的模型圖，在此並不用記住所有的專有名詞，只需要知道所謂的記憶，絕對不是單純的抽象概念，而是神經細胞的物理性結構變化。以下將針對這一點提出具體的說明。

大腦就跟肌肉一樣，越使用就會越成長（發達）。所謂大腦的成長，其實是指組成大腦的神經細胞出現結構變化，形成了記憶。

多數人一聽到「記憶」，都會聯想到學習，但，記憶除了學習的記憶（語意記憶，Semantic Memory）之外，還有與經歷有關的情節記憶、伴隨情節記憶的情緒記憶，以

及與技能有關的程序記憶（Procedural Memory）等等。（※26）

從下一頁的圖，就可以看出神經細胞有著細細長長的部分，而這個部分稱作**軸突（Axon）**，常會有電流訊號通過其內側。

髓鞘（Myelin Sheath）則是指包覆著軸突的部分。當我們不斷使用一組神經細胞，就會發現它的髓鞘越來越粗大。（※27）

髓鞘屬於絕緣體，也就是不容易導電的材質。因此，髓鞘越粗大，電流流出軸突外的可能性就越低，精準傳達訊息的可能性就會越高。如此一來，**就算接收到的訊息量很少，也可以確實傳達，大腦需要耗費在訊息處理上的能量就會比較少。**像這樣大腦神經細胞的物理性變化，正是經由學習產生記憶痕跡的例子之一。

有時，神經細胞本身也會像髓鞘一樣發生變化。除此之外，連接神經細胞的**突觸（Synapse）**也會在不斷重複使用之後產生改變。

以突觸為例，它位在神經細胞與神經細胞之間的連接處，因此，還分為訊息傳達路線的前側及後側。大多數突觸傳遞訊息的方式，都是由前側的神經細胞朝著後側的神經細胞釋放出化學物質。這種化學物質有一個專有名詞，稱作神經傳導物質（Neurotransmitter）。

當我們重複以相同的突觸傳遞相同的訊息之後，這個突觸傳遞訊息的效率就會變高。為什麼會發生這樣的變化？有可能是投遞神經傳導物質的效率變高，也有可能是接收神經傳導物質的神經細胞裡面，負責收納該神經傳導物質的受體增加了。（※28）

本書針對大腦的記憶機制只是點到為止，並不打算做深入探討，但可以明確知道的是，神經科學是一門研究這個記憶機制的學科。如果你想要進一步了解記憶的機制，建議可以找埃里克・坎德爾（Eric Kandel）的著作《記憶：從心智到分子》（*Memory: From Mind to Molecules*，暫譯）來讀。坎德爾的領口總是戴著紅色蝴蝶結，相當好認。他幾乎是神經科學領域裡最有名的學者，這本書雖然不是專為一般社會大眾所撰寫的科普書，但是內容相當精采豐富，讀完之後必定更了解大腦的神祕現象。

外界的各種訊息，會透過遍及全身的感覺神經轉換為身體內的訊號，逐一傳遞至大

大腦神經細胞的模型圖

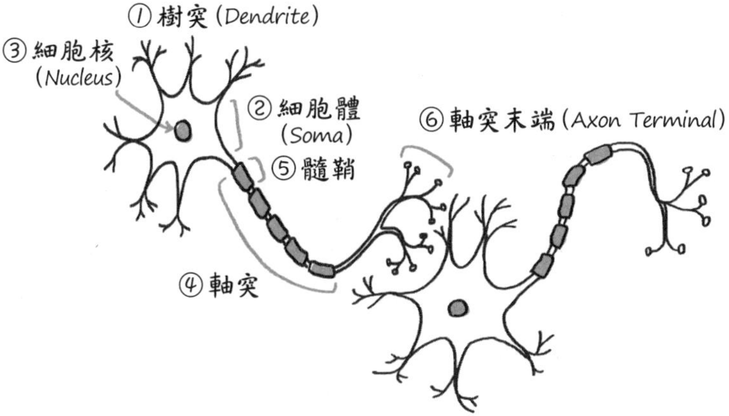

腦。訊號的強度及傳遞的頻率，會影響這個訊號在腦中被抽取出的頻率，而隨著這個頻率的不同，體內的微小世界也會產生不同的變化。細胞及分子所產生的結構變化，就會形成記憶痕跡。

換句話說，你就是將外在訊息轉換為內部訊號的負責人。只要是你所投入注意力的訊息，就有可能成為你的一部分。隨著你對訊息的感受、思考、行動及反應，訊息會受到修飾及編輯，在微小世界裡逐漸改變你體內的物理結構，使你慢慢發生變化。

什麼是「大腦的投資系統」？——製造長期記憶化的神經細胞

當某神經迴路或神經細胞不斷被使用，細胞就會持續成長，產生分子結構的變化。這就像是肌肉在接受了重量訓練後會變粗一樣。從生物的角度來看，這一點並不奇妙，甚至可以說是理所當然的事。

不管是肌肉還是神經，如果平常很少使用，身體絕對不會持續供應能量，使其變得更強壯、更粗勇，因為這很可能會造成能量的浪費。

人類的大腦雖然以質量來看，只佔全身的2%左右（以體重六十公斤來計算），但是大腦所消耗掉的葡萄糖（能量來源之一）卻佔了約25%。**換句話說，大腦是會消耗掉龐大能量的器官。正因為如此，神經細胞絕對不會把能量投資在鮮少使用的迴路上。說得更明白一點，就是不會加以記憶及學習。**

從生物的角度來看，能量是維持生命所不可或缺的東西，所以生物絕對不會浪費一絲一毫的能量。現代人覓食不像遠古時代那麼困難，生活環境已經有了巨大的改變，但不管是五十萬年前的尼安德塔人（Neanderthal man），還是一萬至四萬年前的克魯馬儂人，大腦都與現代人並沒有太大的差異，因此，人類腦中「絕對不能浪費能量」的程式從未曾消失過。

相反地，如果是經常必須使用到的神經迴路，絕對不能因為髓鞘太過薄弱的關係，而導致大量電流訊號外洩。為了適應環境，釋放出的神經傳導物質沒有被接收的情況，不應該頻繁地發生。

因此，針對經常受到使用的神經迴路上的神經細胞，各神經細胞的ＤＮＡ會發出必要的指令（例如合成蛋白質），以強化神經細胞。處在這種狀態下的神經細胞，就被稱作「長期記憶化的神經細胞」。不過，神經細胞的強化及成長並非一蹴可及，而是緩慢改變，所以會有程度上的差異。

下一頁的圖就是這個模式的簡單示意圖。伴隨著神經細胞的結構變化，訊息在進入神經細胞後所能獲得的反應也截然不同。

如最上方的虛線箭頭所示，若是受體及髓鞘都處於不成熟的狀態，就算接收到了訊號，也沒有辦法將此訊息傳遞給下一個神經細胞。狀態處在越上層的神經細胞，要加以

神經細胞的結構變化所造成的反應程度差異

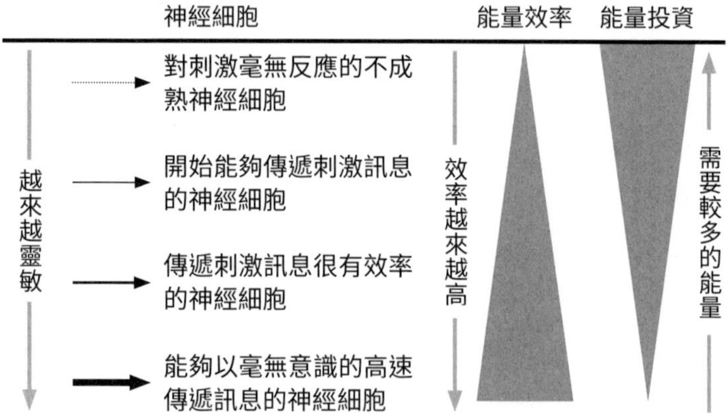

強化就需要越多的能量。換句話說，沒有那麼多的製造能量可以投資在強化這些神經細胞上。在這樣的情況下，如果要使用這些神經迴路，訊息的傳遞效率會變得非常差，所以必須非常專注，投入高密度的訊息（能量或分子）才行。這也意味著，如果要活用這些神經細胞，必須耗費相當多的能量成本。

然而，這樣的狀態，有可能在神經細胞受到持續刺激，誘發了結構變化之後發生逆轉的現象。要製造出越強健的神經細胞，就必須消耗掉越多的製造能量。但是，當強健的神經迴路形成之後，由於神經細胞擁有了相當厚的髓鞘，突觸上的受體也足夠濃密，傳遞訊息所需要的能量成本便會降到非常低。

當髓鞘夠厚，電流就不容易外漏，只需要少量的刺激就足以傳遞訊息。受體的數量多，就不必特地排放出大量的神經傳導物質。**要讓神經迴路變得強健，必須發生物質變化，所以需要投入的能量相當龐大。不過，一旦建立起了強健的神經迴路之後，傳遞訊息就會變得非常節省能量。從長遠的眼光來看，這個投資還是值得的。**

相信你一定也曾有過類似的體驗。剛開始在做某件事情的時候感覺很吃力，但是做久了之後，就會變成不需要思考也能輕鬆做到。這正代表大腦中的神經迴路已經建設完成了，也就是大腦對這件事已經處於熟練狀態。

一個人如果只是暫時性地抱持某種心態，往往很難被改變的。因為一時的心態只能讓神經細胞暫時受到活化，卻沒有辦法造成物理性的結構改變。這也是為什麼在傳統觀念裡，養成習慣、持之以恆如此受到重視。

長期記憶的特徵與「三分鐘熱度」的大腦機制

成功受到長期記憶化的神經迴路如同前述，在運用上所需要消耗的能量相當少。相較之下，如果是平常很少使用的神經迴路，要用來傳遞訊息就必須投入相當多的能量。

因此，**我們的大腦基本上會在無意識之間選擇較熟悉、較常使用的神經迴路。因為這麼做比較節省能量。**說得更明白一點，這樣做比較輕鬆。從生物順應環境的觀點來看，這是非常重要的機制。這種狀態，也就是所謂的駕輕就熟，通常對我們來說並不是一件壞事。

可是，卻也容易讓我們的大腦出現偏見，在不知不覺之中，選擇比較省能量，比較駕輕就熟的訊息處理方式。從學習新事物的觀點來看，這樣的做法是不適當的。

新的訊息、想法、觀念等等，在大腦的處理上都必須使用到神經細胞尚未成熟的神經迴路。就算在短暫的時間裡，認為這個新的觀念相當重要，但因為其內容及訊息處理方式沒有受到長期記憶化，便很容易遭到遺忘。這麼一來，我們又會在不知不覺之中，選擇已經受到長期記憶化的那些比較省能量的老舊觀念，導致新的觀念無法長久留存。

三分鐘熱度的原理

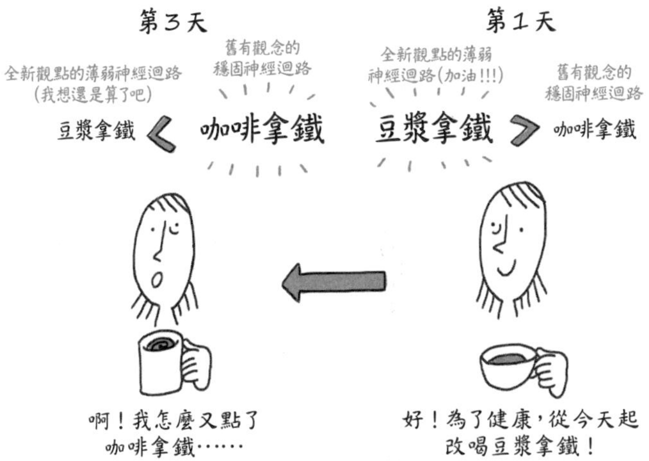

上方的插畫，就是根據這樣的機制所繪製的「三分鐘熱度」原理。

假設你參加了某個講座，或是讀了某一本勵志書籍，認識了某種新的觀念，而且為此感到心情雀躍。例如，你接收到「豆漿拿鐵比咖啡拿鐵健康」的觀念，但這個觀念在你的腦中還沒有定形，就會處於第190頁的虛線箭頭狀態。

每個人都會有一些已經相當熟悉的觀念或行動模式，但稍不注意，馬上就會回復到舊有的觀念或行為模式。因為舊有的觀念或行為模式的神經迴路實在太穩固了，能量效率極佳，大腦會感覺比較輕鬆。相較之下，如果要選擇不習慣的觀念，必須使用相對多的能量，所以容易感到疲累。這意味著，就算你為了健康而想要改喝豆漿拿鐵，但因為過去每天都喝咖啡拿鐵的關係，就會不自覺地選擇回到能量效率較佳的咖啡拿鐵。你明知道豆漿拿鐵比較健康，卻開始覺得選擇豆漿拿鐵是一件麻煩事。

事實上，當你要求大腦思考一件不習慣的事情時，大腦會特別容易感到昏昏沉沉。因此，你就會產生一股想要回到原始狀態的慾望。在大部分的情況下，你會沒有辦法堅持下去，因而造成了三分鐘熱度的結果。

事實上，這種三分鐘熱度的反應，可以說是一種大腦為了有效率地順應世界而採行的程式。現在，你對於大腦的這種順應演化的過程，已經有了比較全面性的瞭解，接下來將要介紹一些方法，幫助你克服三分鐘熱度的瓶頸，順利獲得成長。

大腦的能量與生存策略

請看下一頁的圖。橫軸是年齡，縱軸是大腦內的突觸數量。從圖中可以看到，掌管視

在成長的過程中，突觸會逐漸遭到淘汰

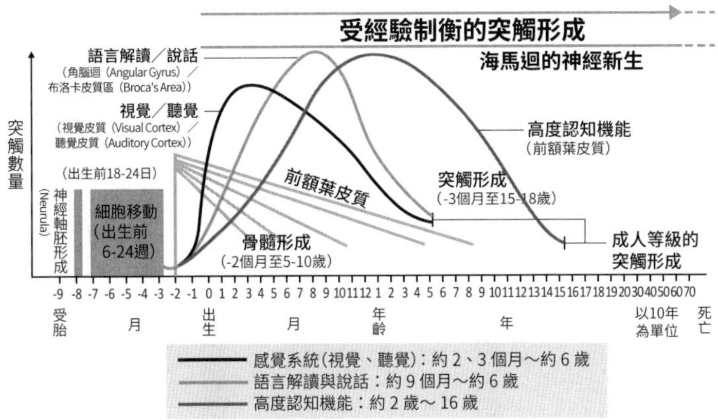

出處：Leisman, G., et al. The neurological development of the child with the educational enrichment in mind. Psicologia Educativa(2015), http://dx.doi.org/10.1016/j.pse.2015.08.006

覺及聽覺的大腦部位的突觸數量，會在出生後三個月時達到巔峰；而掌管語言的大腦部位的突觸數量則是在出生後九個月；至於負責進行各種高等運算的前額葉皮質（PFC），突觸數量的巔峰則是在二、三歲前後。

多數人在得知之後都有些驚訝，但我反而讚嘆生物的內部程式設計得如此精妙。嬰兒在剛出生時，大腦內部會不斷形成突觸，接著大腦會根據實際的經驗，從這些大量的突觸之中挑選出真正需要的腦內迴路。就好像剛開始拿出了一大堆的突觸，但在大腦的自然選擇之下，最後只留下了真正需要的突觸。

簡言之，大腦在設計上會「自動排除用不到的迴路及突觸」。剛出生的時候雖然突觸非常多，但隨著環境的不同，只有真正需要的迴路才會被保留下來。這種用不到的神經細胞遭到排除的機制，稱作**神經修剪（Pruning）**。

也就是從出生到十歲左右，大腦會如火如荼地採行「Use it or Lose it」原則。這可說是**生物為了不浪費任何能量而設計出的優秀程式。**

神經修剪的機制本身不是壞事。神經迴路維持運作需要消耗能量，將耗費了能量卻用不到的神經迴路修剪掉，才是順應這個世界的做法。

這種能夠順應環境的大腦發育系統，實在令人吃驚。但是，**這些大腦的程式從遠古時代到現在幾乎都沒有改變，也意味著大腦並沒有意料到現代社會的環境變化速度會如此之快。**換句話說，腦中程式的預設前提，是剛出生到十歲左右這段期間的環境，與老死前的環境應該沒有太大的差別。然而，現代社會的環境變化速度實在是太快了，現在可是VUCA的時代。

從這個角度來想，神經修剪的做法不僅有些不符合時代需求，而且有些可惜。為了順應這個瞬息萬變的時代，由衷希望大腦能夠「保留下多一點的突觸」，**可惜寫在DNA裡的程式沒有辦法輕易修改。因此，我們必須讓大腦朝著違反這個生物程式的方向成長。**

這個目標絕非天方夜譚，只是必須消耗龐大的大腦能量。其理論的根據就在於「Use it or Lose it」原則。**事實上，根據神經科學界的研究結果，人類即使是在成年之後，也有可能形成新的突觸，這個現象就稱作「Experience dependent synapse formation」，也就是第195頁的圖中所寫的「受經驗制衡的突觸形成」。**

也就是說，先天性的突觸形成現象，在一個人出生後不久就會宣告結束，但是在大腦的運作過程中，還是能夠形成後天性的新突觸。能夠善加利用正面壓力的大腦，當然也能夠在持之以恆後產生新的突觸。

「江山易改本性難移」的機制

另一方面，「江山易改本性難移」這句話也有幾分道理。因為人類在小時候擁有非常多的突觸，要留下哪些大腦的迴路，在那個時候就已經大致確定了。在那個當下所選擇的迴路，都是被大腦認定這一生很有可能會用到的。但有些人可能讀到這裡會感到絕望，心裡想著「看來我的感受、價值觀及言行舉止是不可能改變了」。

從大腦的立場來看，小時候的人格傾向及性情，確實很可能在長大之後依然維持著。但若要說即使長大之後也不可能改變，那其實並不正確。長大之後只是很難改而已，真的要改還是可以做得到。

首先，要說明大人與小孩在學習方式上的差異。請參考下一頁的圖，以最淺顯易懂的方式，說明大人與小孩的學習模式。

小孩的腦中原本就存在著大量的突觸，因此，在學習的時候，能量只需要用來強化既有的突觸及神經細胞。

相較之下，**大人要學習新的事物，必須先耗費龐大的能量，建立起原本不存在的突觸。不僅如此，而且接下來還要繼續耗費能量，強化突觸及神經細胞，因此，學習的效率比小孩差得多。**

大人與小孩在學習方式上的差異

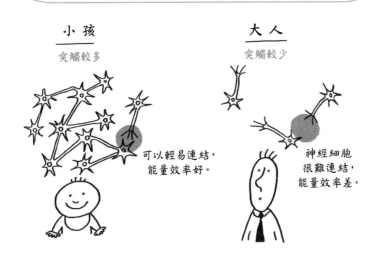

突觸較多
可以輕易連結，
能量效率好。

突觸較少
神經細胞
很難連結，
能量效率差。

正因為必須消耗龐大的能量，大人在學習新事物的時候，容易感覺腦袋昏昏沉沉，甚至是有一點發燙。

這種昏昏沉沉的感覺，代表著大腦的能量管理者在提醒主人：「喂，需要的迴路在出生後不久就已經決定好了，你怎麼還把大量的能量花在不必要的迴路上？」但最大的問題，就在於這個能量管理者以為現在的環境跟遠古時代沒有什麼不同。

為了順應這個日新月異的時代，你必須無視能量管理者的抱怨，不斷地學習及成長，把能量投資在建立新的迴路上。

不變才能帶來改變

人工智慧與人腦的不同處之一，就在於是否容易受到干擾。人類很容易受到內外環境狀況的影響。只要有一點肚子餓，或是有一點想睡覺，就會影響能力表現。又或是房間太冷、太熱、附近有個人讓自己特別在意或特別害怕，也會影響做事的成效。相較之下，人工智慧當然不會因一點溫度變化或使用者的性格差異，而改變其工作表現。

人腦的運作深受身體內外各種環境狀態的影響，這正是人類的特色，是人類最有趣的地方，更是人類的優勢。但為了讓自己維持在高效能表現的狀態，能否盡量不受內外環境狀態干擾，可說是十分重要。這表示我們必須要擁有定性，才能不管置身在什麼狀態下，都可以維持良好的表現。

所謂的定性，當然不是指待在同一個地方動也不動，而是**讓內心維持在最適當的穩定狀態，或者稱之為生物學上的平衡狀態。**要是內心不斷受到環境及狀況所影響，當然不可能維持良好表現。

如果做的是自己想要做的事情，不管處在什麼樣的狀態下，能夠維持最佳表現的機率自然會比較高。然而，最理想的情況，還是環境或狀況能夠發揮正面的助益。

因此，能夠讓自己的大腦進入穩定狀態，想要維持良好表現就會容易得多。例如第1章所介紹的前職棒選手鈴木一朗，以及前橄欖球國家代表隊選手五郎丸那些「例行公事」的動作，就能夠發揮這樣的效果。

不論外在環境如何改變，只要自己能一直維持在相同的狀態下，自然就會比較容易維持相同的表現。

但，這說起來簡單，做起來卻不容易。因為不管是否主動投注關心，外在的各種訊息都會不斷地刺激你的大腦。當然裡頭可能包含了一些令你在意的訊息，如此一來，你就會更容易分心。

想要確保自己不分心，最好的方法是擁有強健而穩固的記憶。**首先，擁有讓自己的大腦維持在穩定狀態的方法，接著適當地反覆使用大腦，讓相同的神經迴路持續運轉，這樣一來，注意力被外界的刺激吸走的可能性就會變得越來越低。**

真心誠意地反覆執行，才能讓大腦成長

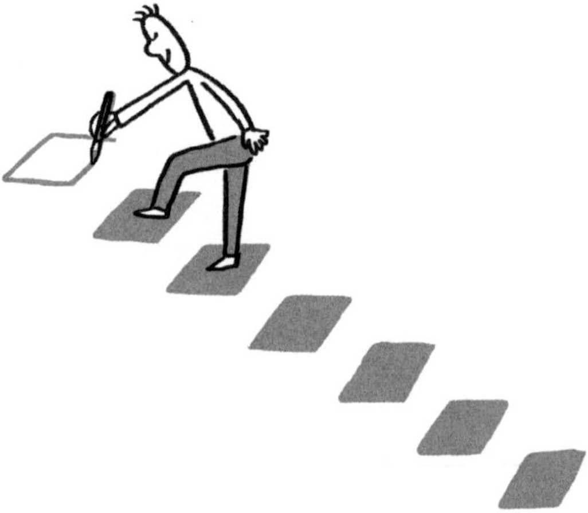

依循大腦內形成的穩固訊息路徑來運作，是最輕鬆的方式。而且讓身體維持在能夠自動選擇這些路徑的狀態，不僅代表著自己擁有中心信念，也是有定性的表現。最有趣的一點是，想要維持定性，讓大腦處在最適當的平衡狀態，我們需要的是反覆持續相同的事情而毫不改變。換句話說，如果想要讓大腦為了適應環境而變化，就必須不斷重複做相同的舉動。

但是，若這些反覆持續的舉動只是單純的動作，不僅對於大腦的成長效果有限，甚至還有可能讓大腦朝錯誤的方向發展。唯有真心誠意地執行，確實意識

到心中想法的反覆執行，大腦才能獲得明顯的成長。**如果你想要改變，就必須要擁有一顆不變的真心。**

如果只是機械性地重複相同的作業，反而會讓當下大腦的平衡狀態更加穩固，而且產生排他的效果，使大腦更加容易產生負面壓力。相反地，投注真心的反覆動作，能夠將平衡狀態推向更高的層次，誘發正面壓力，促使大腦成長。

多巴胺、β內嗎啡及DHEA等腦內或身體內的化學物質，就像是心靈的辛香料。

接著，就來看看這些化學物質能發揮什麼樣的效果。

將負面壓力轉變為正面壓力的分子們

負面壓力與正面壓力的分歧點在哪裡？

不管是負面壓力還是正面壓力，本質上都是相同的壓力反應。大腦的一點小小變化或差異經過長久累積，就有可能讓壓力變成負面壓力或正面壓力。以下將從三種狀態來探討負面壓力與正面壓力的分歧點。

- **心理狀態**
- **思考狀態**
- **記憶狀態**

心理狀態的含義非常廣泛，但本處則是單指**發生壓力反應時，大腦或身體分泌神經傳導物質或激素等化學物質的狀況。在發生壓力反應的當下，如果存在於體內的化學物質不同，對壓力反應的感受及效果也會大相逕庭。**

以下先針對神經傳導物質及其他化學物質稍作說明。

另外還有一點，那就是能否察覺及確認這些壓力反應，以及如何認定等等，這些大腦的思考狀態也會對我們的壓力反應造成影響。

如何感受，如何思考，如何回想，以及如何編輯，都會影響你的記憶，成為你的一部分。因此，第222頁會介紹**將負面壓力轉換成正面壓力的思考法**。如果大腦什麼也沒想，有些壓力很有可能會變成負面壓力。如何思考、如何記憶及如何培養，才能將其轉變為正面壓力呢，請看後文的介紹。

能對我們的心理狀態發揮作用的各種化學物質

以下先介紹一些能夠讓壓力變成負面壓力或正面壓力的重要化學物質。

你在學習或工作的時候，都是抱著什麼樣的心情呢？我相信，有些時期會非常積極主動，但也會有心不甘情不願的時候，對吧？你覺得什麼樣的心情能夠讓你獲得較好的表現？

曾經有人告訴我「心情、心態並不會影響一個人的表現，那種想法太不科學了」，但事實上，這樣的說法才是真正的不科學。

我們會感到雀躍或期待，是因為大腦裡有著能夠讓我們感到雀躍或期待的分子，讓我們進入那樣的心理狀態；我們會感到強烈不安或焦躁，也是因為大腦或身體內產生了相關的反應，才會有相對應的感受。

我們的種種心情，都來自於發生在身體內側的各式物理作用，只是從外表上看不出來而已。換句話說，心情也代表著體內的狀態變化。既然體內狀態不同，外在表現的好壞也會出現落差，這是理所當然的事。由此可知，心情真的非常重要。

世界上各種悠久的歷史教訓或長年存續至今的傳統文化，大多會強調信念、精神的重要性。雖然那些論述都不具科學的背景，但不管是從歷史教訓的角度，還是從科學的角度來看，精神及心情的重要性都是無庸置疑的。

以「看不見」為理由，而將身體或大腦內的現象認定為不科學，已經是舊時代的觀念。雖然現代科學還沒有辦法解釋心靈及精神的一切現象，但已經獲得驗證的部分也不少，以下就針對科學能夠解答的部分，探討正面壓力的特徵。

將超忙的「正腎上腺素」力量加以濃縮

正腎上腺素及多巴胺這兩種化學物質，對我們在做某件事情時的幹勁會產生非常直接且巨大的影響。這兩種物質的分泌能否維持平衡，是壓力會變成正面壓力還是負面壓力的重要原因之一。

多巴胺是極力想要主動做一件事情時，容易分泌出的化學物質；而正腎上腺素，則是在被迫做一件事情時，也就是感到沉重負擔時，容易分泌出的化學物質。

上述這兩種對我們而言是十分重要的化學物質，但不論過多或過少，都會讓我們無法維持最適當的行動或認知。兩者所引發的反應都必須要恰到好處，才能讓外在表現達到最佳狀態。（※29）

正腎上腺素是當負責「戰鬥或逃走」的交感神經掌握主導權時，常會分泌出的神經傳導物質，目的在於提高身體的機動性。它會讓身體進入亢奮狀態，生產性及活動性也會隨之攀升。如果在學習和工作的時候進入這樣的戰鬥模式，會有助於提升專注力。

然而，**正腎上腺素有兩個特徵。第一，它會誘發壓力激素皮質醇，導致身體處於無法放鬆的不舒服狀態。第二，它會讓身體處於對一切事物過度敏感的狀態。**當處在這樣的狀態下，任何事物都可能讓身體發出警訊，吸引大腦注意。例如明明在工作或學習，卻因為過度敏感的關係，注意力容易被不相關的事情所吸引。

你是否有過這樣的經驗？在工作或學習的時候，會特別在意周遭的聲音、影像或氣

讓正腎上腺素成為助力

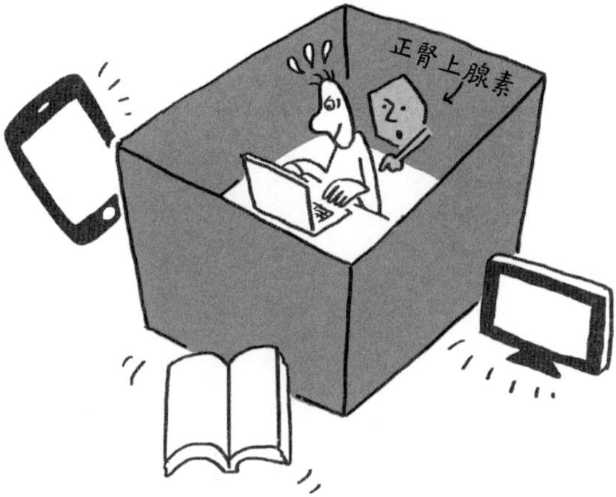

味，例如刺耳的打字聲、有人在抖腳的動作、聊天說話聲、別人吃泡麵的聲音或香味。而且通常會有這種感覺，都是火燒眉毛的時候，比如專案期限快到了，或是逼近大考的日子。

當我們處在非做一件事不可的狀態下，這時大腦很容易進入戰鬥模式，分泌出大量的正腎上腺素。與此同時，大腦會對周遭聲音之類的訊息變得非常敏感，很容易被與學習或工作無關的事情吸引而分散注意力。

從生物的角度來看，這樣的反應當然也有其意義。在交感神經掌握主導權，大量分泌正腎上腺素時，通常是必須戰鬥或逃走的狀態，也就是生死交關的時刻。在這樣的狀態下，對一切訊息極度敏感的大腦機能可說是極為重要。在樹後面的奇怪聲響、不尋常的氣味、風向等等，一切的訊息都必須確實掌握，而且要以最快的速度做出反應。

當你正處於火燒眉毛的局面時，若想要完全發揮正腎上腺素的效果，請盡量挑選一個極度安靜、幾乎沒有任何刺激或不相關事物的環境，這樣才會有優異的表現。**只要你能建立一個「除了你與你想做的那件事之外沒有任何其他訊息」的時空環境，就能夠把正腎上腺素的效果限定在此之上，就好像是將正腎上腺素濃縮，全部投入同一件事情。**

簡單來說，就是極力排除一切有可能讓自己分心的刺激或訊息，像是周圍的聲音、景象或氣味刺激，或是響個不停的電話、智慧型手機、電腦上不斷跳出的訊息，把全部的注意力投入眼前非做不可的事情上。只要盡可能集中注意力在想要做的事情上，正腎上腺素的效果就能獲得最大的發揮。

當感受到沉重負擔時，就要設法誘發「多巴胺」

然而，我們不見得隨時都能改變自己的環境；而且正腎上腺素所帶來的幹勁容易誘發皮質醇，所以只適合短暫衝刺，長期下來有可能會導致慢性的負面壓力，反而弊大於利。

那麼，到底應該怎麼做，才能一方面活用正腎上腺素的亢奮效果，一方面又能保持專注力？其祕訣就在於多巴胺。

根據研究，當正腎上腺素適度分泌而多巴胺的分泌量極少的時候，我們的注意力會很容易被不相關的事物吸引，無法完全投入於真正想要專注的事情上。（※30）那正是因為正腎上腺素會讓我們對一切刺激都變得敏銳的緣故。

但，如果是在正腎上腺素及多巴胺都適度分泌的狀態下，我們不僅會對於想做之事的集中力提高，而且對於不相關的雜訊的注意力也會下降，因此，便能夠獲得最佳的表現。（※31）

不知你是否還記得？我們的腦中過濾器會對訊息做出篩選與取捨，除了會決定要接受什麼樣的訊息之外，也會決定不接受什麼樣的訊息。身體周遭的訊息實在太多，要讓大腦把注意力放在特定的訊息上，刪除其他的大量雜訊也很重要，而多巴胺肩負起這個職責。

換句話說，當處於「某件事非做不可」的狀態下，想要消除正腎上腺素所帶來的無法冷靜、無法集中注意力等負面效果，最好的方法就是充分運用多巴胺。

訓練大腦處於容易分泌「多巴胺」的狀態

當一個人主動想要追求某件事情時，大腦就會分泌出多巴胺這種神經傳導物質。在情感方面的神經科學領域裡，這就稱作WANT或SEEK的情感。另外還有一種情況也會分泌多巴胺，那就是當我們想要挑戰某件事情時，便形成了**TRY的情感**。簡言之，當想要積極追求或挑戰某事時，大腦就會分泌出多巴胺。（※32）

此時最大的重點，就在於負責上行（Bottom-up）反應[6]的一處名為「腹側蓋區（Ventral tegmental area，VTA）」的大腦部位會出現反應。

此時所說的追求，不能只是受理性驅策的空泛追求，必須是發自內心的真正渴望。當然就算是打從心底的追求，也分成很多等級，有些可能只是稍微有點興趣，也有些可能是抱持著強烈的慾望。但總而言之，不能是基於理性（中央執行網路）的追求，必須是貨真價實的渴望，大腦才會分泌出多巴胺。

因此，**當你在工作或學習的時候，如果感覺到身體分泌了過多的正腎上腺素，此時就該設法讓自己進入主動追求的狀態，促使多巴胺的分泌。**不過，這並不是一件容易的事。尤其越是辛苦的工作或學習，就越難產生主動追求的慾望。

為什麼提高自己的追求慾望如此困難？理由之一，大多數的人在平時並不重視自己發自內心追求某事的感覺。如果在平常沒什麼負擔的狀態下，都沒有好好重視自己的興趣或好奇心，當面臨沉重的負擔時，當然無法順利誘發多巴胺。

因此，在平常的時候一定要好好重視自己的大腦（內心）所追求的事物。但，這裡所要重視的，不是對於已學會、已體驗的事物能感受到快感的WANT情感，而是對於所

6 譯註：指將身體的反應向上傳遞至大腦。

借助多巴胺的力量

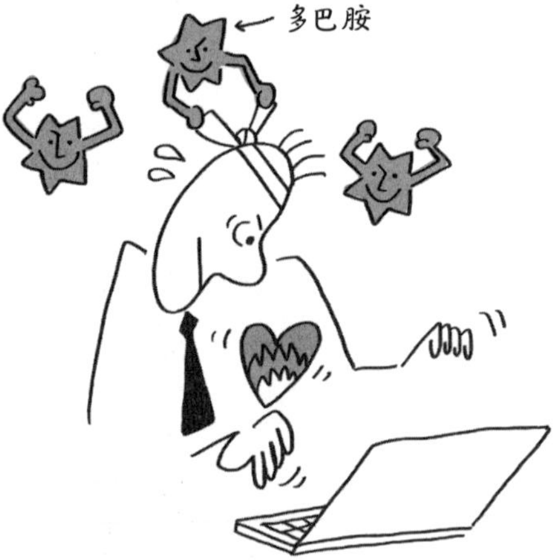

知甚少，幾乎沒有體驗過的事物所抱持的SEEK情感。

享受於原本就知道很快樂的事物，當然也很重要。但如果只是重視這種自己非常熟悉的事物，訓練到的都會是具有WANT性格的多巴胺機制，如此一來，更加具備探索特性的SEEK多巴胺機制就會減弱。打個比方，就像是不斷玩著同一款熟悉的電動遊戲。

新的學習及挑戰，像是在未知世界裡的一趟旅行，或是可以形容為在黑暗中的冒險。想要獲得成功，我們需要的不是WANT的力量，而是SEEK的力量。換句話說，就是必須好好珍惜想要探索未知世界的情感。

當一個人平常就很重視自己的興趣及好奇心，願意為此善加運用自身的大腦迴路，突然陷入正腎上腺素旺盛的狀態時，也能順利誘發體內的多巴胺，讓自己的表現更上一層樓。

例如，旅行就是訓練SEEK情感的好方法。雖然妥善規劃的旅行也不錯，但偶爾也可以嘗試聽從自己的心情及興致，來一趟毫無計畫的多巴胺之旅。這種SEEK的情感，必定能夠提升自己在未知領域裡的探尋能力。

能夠讓大腦快樂舞動的「β內嗎啡」

β內嗎啡、內生性大麻（Endocannabinoid）這類化學物質，具有將腦中的負面壓力轉換為正面壓力的力量。它們經常被形容為腦內鴉片或腦內毒品，都屬於內因性的快樂物質，完全是由大腦所製造出來的。

快樂物質除了能夠讓我們感覺到快樂之外，還具有改善大腦狀態、提升效能的重要功效。本書第128頁已經提過β內嗎啡具有緩和負面壓力的重要效果，不過，β內嗎啡、內生性大麻所能帶來的效果並非如此而已。

大腦有一個稱為「依核（Nucleus Accumbens，NACC）」的部位，負責接收來自腹側蓋區的多巴胺。根據研究，依核也會對腹側蓋區發出訊號，抑制腹側蓋區繼續分泌多巴胺。當我們發現某事物無法令自己提起興趣或是跟原本所想的不太一樣，便需要一套機制來抑制多巴胺繼續分泌。

但，這個機制有時啟動得太快了。有時只是稍微覺得怪怪的，跟原本的期待不太一樣，或是稍微受了一點挫折，依核就會開始抑制多巴胺的分泌，將我們的心情誘導至避開這件事情上。因此，有時我們對一件事情稍微產生一點興趣，但無法持之以恆，一下子就放棄了，正是這種情況。

β內嗎啡與內生性大麻能夠避免大腦陷入這樣的狀態。根據研究，這兩種物質能夠抑制依核的運作。（※33）簡單來說，當依核受到抑制，腹側蓋區分泌多巴胺的機能就不會受到依核影響，如此一來，大腦就能維持在持續分泌多巴胺的狀態。這就是β內嗎啡與

讓β內嗎啡成為我們的助力

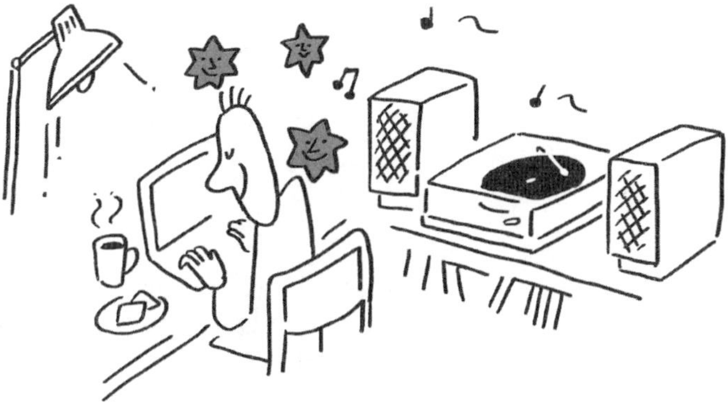

內生性大麻這種快樂物質的效果特徵。

既然被稱為快樂物質，顧名思義，當然是在身心愉快的狀態下較容易分泌的物質。例如吃到美食，聽音樂，或是置身在自己喜歡的環境裡，都能促使體內分泌出這些化學物質。

這也代表當我們處在身心舒適的環境下，大腦較容易分泌出多巴胺，而多巴胺能夠提升學習效果及專注力。更重要的是，多巴胺能夠把負面壓力轉換成正面壓力，減緩負面壓力的弊害，增進正面壓力的效果。

維持心理狀態平衡的「DHEA」

前文曾提過DHEA（去氫表雄固酮）這種壓力激素能夠對一種名為神經生長因子（NGF）的蛋白質發揮作用，防止神經細胞壞死，幫助合成新的神經細胞。但除此之外，DHEA還具有提高免疫機能及維持身心狀態平衡的效果。（※34）

當我們處在需要正腎上腺素的狀態下，通常大腦也會分泌大量的皮質醇，讓身體感到不舒服。而DHEA的大量分泌，則具有迅速消除不舒服感的效果。（※35）想要產生正面壓力，DHEA也是不可或缺的要素之一。

本書第39頁曾提到「壓力也有好的一面」。當我們的大腦在得知這一點之後，就會開始分泌出DHEA，降低壓力的不舒服感。不過，這種情況或許只能在實驗環境裡重現。在日常生活中想要獲得這樣的效果，必須將壓力的功效及價值深深烙印在大腦裡才行。

DHEA及快樂物質的療癒機能，再加上能夠誘發好奇心的多巴胺，是激勵我們挑戰新事物的動力。**根據實驗顯示，比起多巴胺分泌不足的人，多巴胺正常分泌的人願意挑**

發揮 DHEA 的功效

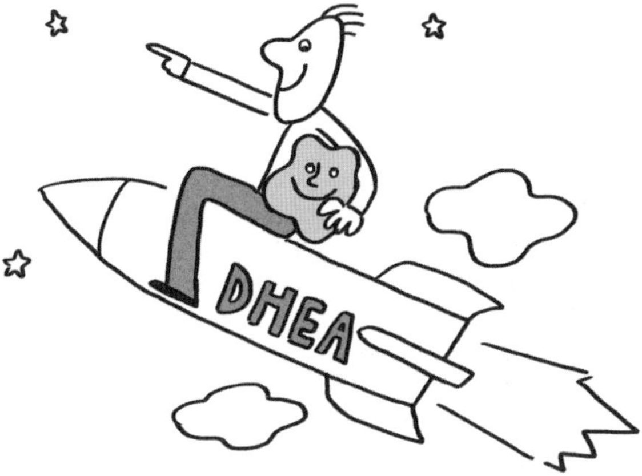

戰困難事物的機率較高。（※36）

我們活在一個不斷出現新資訊及新事物的時代，更是一個充滿了模糊與未知的時代。雖然我們容易因此產生負面壓力，但面對大量的資訊與未知的事物，也代表著能夠接觸到更加廣泛的知識。或許也可以說，這是一個充滿了成長與學習機會的時代。

有些人勇於挑戰未知的事物，將與之而來的壓力反應轉化為正面壓力。如此才能夠持續成長，甚至創造出顛覆過去常識的事物。

但是，要成為像這樣的人，必須在日常生活中下功夫。否則的話，不可能在遇上未知事物的瞬間，就將壓力轉化為正面壓力。因此，平常就要重視大腦「對未知的新事物感興趣」的反應，並且勇於挑戰，讓身體獲得實際的感受。不要一開始就評估風險，或是滿腦子理論，「總之先做做看」的冒險精神，正是能夠促進多巴胺分泌的SEEK情感。

還有一個要點，就是注重享受挑戰新事物的感覺，而不是挑戰新事物能不能成功。如果一心只想著要成功，最後的結果往往會因為遭遇挫折，導致半途而廢。新的挑戰必定能帶來新的發現，而你必須學會樂在其中。

如果你就是沒辦法對挑戰新事物樂在其中，不妨試著找出一些能夠讓你打從心底感到快樂的事物，並且從這些事物向外延伸，藉此找出更多讓你感興趣的事物。

β內嗎啡與內生性大麻所能帶來的快感，以及樂在其中的力量可說是相當強大，不僅可以將多巴胺的效果發揮得淋漓盡致，還可以減緩負面壓力的不舒服感。如果你能成為樂在其中的天才，各方面的表現不僅會變得更加優異，日後的人生也會更加快樂且多采多姿。

當你實際嚐到這種感覺之後，就不再會對「壓力也有好的一面」這一點存有絲毫懷疑。只要你每天都能感受到壓力所帶來的幫助，並且心懷感謝，壓力的價值就會成為腦中的記憶痕跡，深深地烙印在你的心裡。

如此一來，就算沒有刻意勉強自己，每當面臨巨大的挑戰時，多巴胺、快樂物質及DHEA都會自動分泌，讓你獲得更優異的表現、更多的成長機會，以及更多的快樂，形成良性的循環。

創造正面壓力的思考法
——認識大腦的成長原理

你需要的是柔軟的「頑固」

接下來，要從大腦的成長原理出發，探討創造正面壓力的想法及觀念。前文一再提醒，唯有重複使用才能讓神經迴路變得鞏固。當下的大腦狀態及運作方式，能夠提高成長的速度。其中一個要素是心態，接著要探討的是觀念上的問題。

想要不斷重複相同的事情，我們需要的是執著、堅持與頑固。能夠有重大成就的人，通常都是相當頑固的。

但是頑固也分成兩種。這兩種不同的頑固，都有著自己的堅持，而且能夠持續地自我鍛鍊。雖然它們都擁有非常穩固的神經迴路，但在面對新訊息時的反應卻截然不同。

A類型有著穩固的神經迴路，只要該迴路接受到與過去不同的訊息或訊號，就會設法加以排除，或是抱持批判、敵對的態度。一般我們所認知的頑固，應該比較偏向這個類型。

另一方面，B類型的頑固雖然有著穩固的中心思想、知識及言行舉止，但是對於新的訊息卻有著極大的包容性，甚至會不斷將這些新知吸收至自己的中心思想裡，成為穩固的神經迴路的一部分。像這樣的頑固，我稱之為**柔軟的頑固**。

事實上，這兩種頑固都有其道理。由於A類型是長年訓練出來的訊息處理方式，擁有最好的能量效率，這代表不管是訊息本身，還是處理訊息的方法，對當事人來說都是最理想的。因此，一旦接收到陌生的訊息，或是接觸到與過去不同的大腦運作方式（例如不同的想法或感受），大腦就會產生防衛機制，對陌生的想法或感受表現出敵對或逃避的態度。這可說是相當自然的反應，一般被稱作定型心態（Fixed Mindset）。（※37）

至於B類型，雖然同樣建立了穩固的神經迴路，但不管是訊息的過濾、反應的方式，還是記憶的狀態都不相同。這種類型對於新的訊息會產生學習的反應，而且能量效率同樣非常好。

因為頑固已經使他們的大腦建立起穩固的神經迴路，所以有著很好的能量效率。利用這樣的神經迴路來學習，效率當然會比從頭開始學起要好得多。這種大腦的訊息處理方式，就稱作**成長心態（Growth Mindset）**。（※38）

近年來，有越來越多人強調要好好運用這個強項，即是穩固的神經迴路。由於處理訊息的能量效率較好，以此為起點來學習，能夠得到較佳的學習效率，成長的速度也會比較快。像這種能夠吸收資訊的頑固，就是「柔軟的頑固」的特徵。

當接觸到全新的領域或訊息時，是以負面壓力反應的形式在腦中留下痕跡，還是以正面壓力反應的形式讓自己成長，關鍵要素之一就在於是否擁有這種柔軟的頑固。

堅持及頑固不僅是讓神經細胞獲得成長的重要條件，同時，更是重視自我的最佳證據。但如果只活在由那個穩固神經迴路所形成的封閉世界裡，所有不符合該基準的事物都會帶來期待落差或預期落差，陷入越頑固越容易產生壓力的窠臼。

雖然頑固確實是擁有自我的表現，但這種人往往會把自己的價值觀加諸在他人身上，或是在不知不覺之中，期待整個世界都以自己的訊息處理方式來運作。在這VUCA

與他人的差異，將成為拓展腦中世界的養分

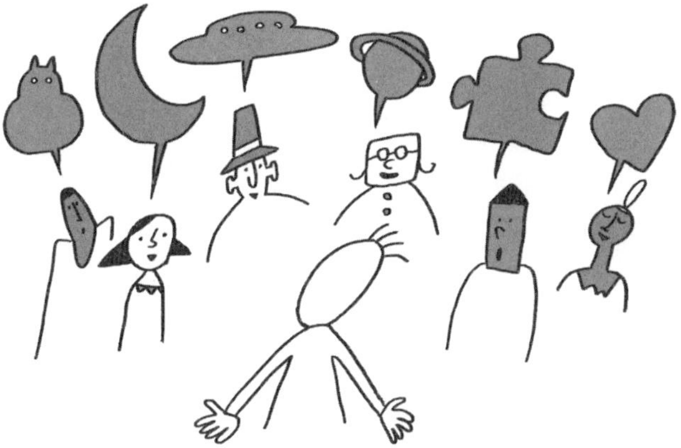

的時代，科技增加了人與人之間的交流，也增加了訊息量，像這樣的處世方式實在是不合時宜。

世界上不會有完全相同的兩個人，因為每個人的DNA都不一樣，人生經驗也不相同。**因此，自然不會有兩個人的訊息處理方式完全相同。期待他人的訊息處理方式與自己相同，或是期待他人遷就自己，都是形成負面壓力的原因。**

生活環境的差異越大，人生體驗的差異就越大。這也代表存在於大腦內的訊息及訊息處理方式（想法及感受）、記憶痕跡的狀態也大相逕庭。如果對於這種差異太過小心謹慎，而形成壓力反

應，這些壓力往往會演變成負面壓力。

與他人的差異，其實是拓展腦中世界的養分。每個人的大腦都不相同，理解他人的腦中世界，就像是把他人的世界搬進自己的大腦一樣。畢竟我們的注意力有限，而且那還是我們沒有辦法接觸到的世界。當你對自己的觀察越深，擁有越明確的自我，對不同世界的看法也會跟著改變。如果能夠把那些不同的世界跟自己的想法、感受、言行舉止結合在一起，就能夠在心中留下深刻的印象，大幅拓展自己的腦內世界。

在VUCA時代裡，我們有很多機會接觸到與自己不同的人事物。面對不同於自己的訊息及訊息處理方式時，能夠從差異中學習的人，當然會比一股腦排斥的人獲得更多成長的機會。

我們必須一方面重視自己的特質，一方面對於差異抱持柔軟的心態，這樣才能避免負面壓力增強，進一步將其轉換為正面壓力。

刻意且主動地找出「差異」，並且樂在其中

當遇上不同於自身感受、想法或價值觀的人事物時，大腦的前扣帶迴皮質（ACC，第13頁）必定會發出警訊。首先你應該做的第一件事，是察覺並清楚意識到這個來自警覺網路的反應。

否則，這個警訊會配合著杏仁核的活動，讓你陷入警戒狀態。**因此，只要遇到不同於過去經驗的場面或知識，你必須要立刻察覺此差異，誘導你的中央執行網路，主動地將此警訊轉化為正向的訊息，藉由腦內編輯對此訊息獲得新的認知。**

舉例來說，當你遇到不同於以往的人事物時，請告訴自己「這是學習的好機會，能夠讓我看見新世界」。不僅如此，還必須對這個差異抱有關心、興趣及好奇心。

「為什麼會出現這種想法、感受、價值觀或言行舉止的差異？」如果你能夠像這樣對其成因存有好奇，人與人之間的差異反而會讓你覺得是一件快樂又有趣的事。這些差異的成因，當然有些來自於DNA，但除此之外，更多是來自於成長環境及過去人生經驗的差異。當你明白了這一點之後，就能夠對他人的記憶產生包容與興趣。

此外，當你發現差異時，也建議為對方貼上「這個人相當獨特」的標籤。**因為在大多**

數的時候，如果能夠在下意識產生戒心或加以批評之前，為對方貼上「獨特」的標籤，就能夠在某種程度上控制自己的關心與反應，對雙方的差異樂在其中。

但是，像這種貼標籤的舉動，也必須從日常生活中做起。如果不習慣於對差異貼上正向的標籤，反而可能會貼上誘發負面壓力的標籤，也就無法獲得成效。

因此，你必須在沒有感受到過度壓力反應的日常時期，就好好地訓練自己刻意且主動地找出差異，並貼上正向意義的標籤。**換句話說，你的心態不能是挑他人的毛病；而是正好相反，努力找出他人的優點、強項及特色。**

如果是在毫無提防的狀態下突然發現差異，往往容易出現防衛心態，因此，必須從一開始就要主動尋找，不斷為找到的差異貼上正向的標籤，告訴自己「這個差異是對方的優點，而且能夠讓自己的人生變得更加豐富」。只要能夠在這種情況下形成深刻的記憶痕跡，當你突然遇上差異時，反而會產生更加旺盛的學習心。

不僅如此，當你以這種心態與他人往來，對方一定也會喜歡上你這個人。一個原本經常被他人雞蛋裡挑骨頭的人，如果發現你將他經常遭到批評的部分當成長處及特色，一定會非常開心吧。當你感受到對方的喜悅，自己的幸福感也會跟著增加。

我們的首要工作就是主動察覺他人與自己的微小差異，並且抱持好感。像這樣讓大腦體認到差異的樂趣與魅力，就是創造正面壓力的重要觀念。

學習新事物時腦袋「昏昏沉沉」的感覺，是大腦正在成長的證據

當我們想要學習新事物，或是嘗試做不習慣的事情時，大腦會基於節省能量而出現排斥反應，就好像是在抱怨著：「那個迴路在你小時候的神經修剪期就已經排除掉了！」

因為那是大腦從來沒有學過或不習慣的事情，難怪**大腦會出現昏昏沉沉，或是非常疲累的感覺。**你一定要主動意識到這種感覺，而且對此抱持肯定的態度。因為在那個當下，**大腦就像是正在努力進行著一場神經迴路的開通工程。**

很多人在發現腦袋變得昏昏沉沉之後，會自然而然地避免腦袋再次陷入那樣的狀態。

但如果你想要牢牢記住新學到的事物，想要達到某種成就，或者讓自己獲得某種能力，

昏昏沉沉是大腦正在成長的證據

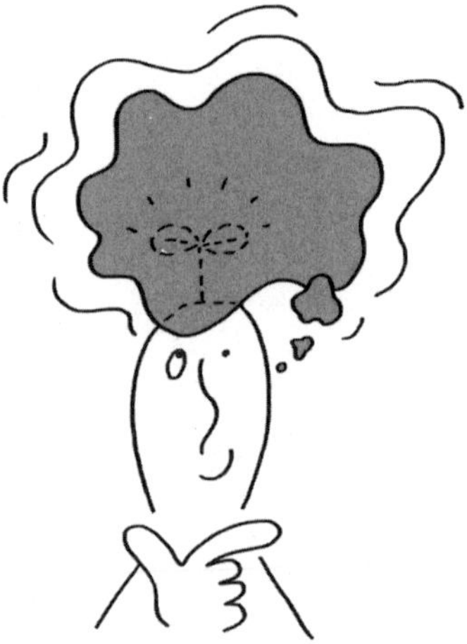

就必須得經歷這段過程，要不斷忍耐，直到神經迴路順利開通且變得穩固。

如果你每次遇到昏昏沉沉的狀況都想逃避，那麼，大腦將永遠沒有成長的機會。**這有點像是鍛鍊肌肉時感受到的肌肉痠痛，如果你希望大腦有所成長，就必須忍受這種神經細胞的成長之痛。**

每次遇到昏昏沉沉的感覺都想逃避的人，必定會告訴自己「這並不適合我，我一定能找到更適合我，而且不會讓我昏昏沉沉的事物」。到最後，這種人一輩子都在尋找著那不存在的東西（那就像是一種「不昏昏沉沉的幻想」）。

不管任何事情，想要一步登天都是緣木求魚。打從一開始就不會感到昏昏沉沉的事情，代表任何人來做都一樣，也表示這件事情幾乎不具備學習及成長的要素。**學習新的事物，必定會感到昏昏沉沉，這就像是神經細胞的成長之痛。**你應該為此感到開心，告訴自己「太好了，我的大腦正在成長」。光是做到這一點，你就能夠感受到原本不知不覺受到負面壓力侵蝕的心靈，正逐漸獲得正面壓力的力量。

「大繞圈子」能夠促進神經細胞成長

我們所接收到的訊息越是抽象，大腦處理的困難度就越高。很多人在遇到這種狀況時，很快就會放棄，告訴自己「反正我就是想不出個所以然來」。例如：當你想像一個不存在的世界，理解肉眼看不到的微觀世界、大自然現象的理論，或是創作一種無法以語言來詮釋的事物時，大腦總是必須消耗龐大的能量。

當大腦在處理這種抽象度太高或太陌生的訊息時，就會陷入大繞圈子的狀況。思考或想像彷彿在同一個地方不斷繞著圈子，相同的事情不時浮上心頭，完全沒有辦法有所進展。你應該也有過類似的經驗吧？

遇到這種情況時，很多人會抱持負面的心態，認為自己無法集中精神，或是沒有辦法有所突破。而且，往往也會承受來自他人的負面評價。因此，多數人在遇到這種情況，都會選擇放棄繼續思考。

為什麼我們的大腦會像這樣大繞圈子？先來打個比方，假設我們企圖想要理解抽象度非常高的X，但是要理解X，必須具備腦中記憶的A、B和C。

然而，A、B、C在腦中的記憶並不穩固，大腦光是要把這些記憶挖出來，就必須耗盡所有的能量。例如光是要理解及想像出X與A的關係，大腦便已精疲力盡。

接下來要釐清X與B的關係時，由於X與A的連結力量太過薄弱，因此便會遭到遺忘。想要理解X，卻想不起A，導致X無法理解。如此一來，大腦又會開始思考X與A的關係。這時我們便會發現，自己又在思考相同的事情了。

但是，其實這個大繞圈子的思考行為，能夠讓X與A的聯繫、X與B的聯繫、X與C的聯繫變得更加緊密。

從大繞圈子到創造新世界的機制

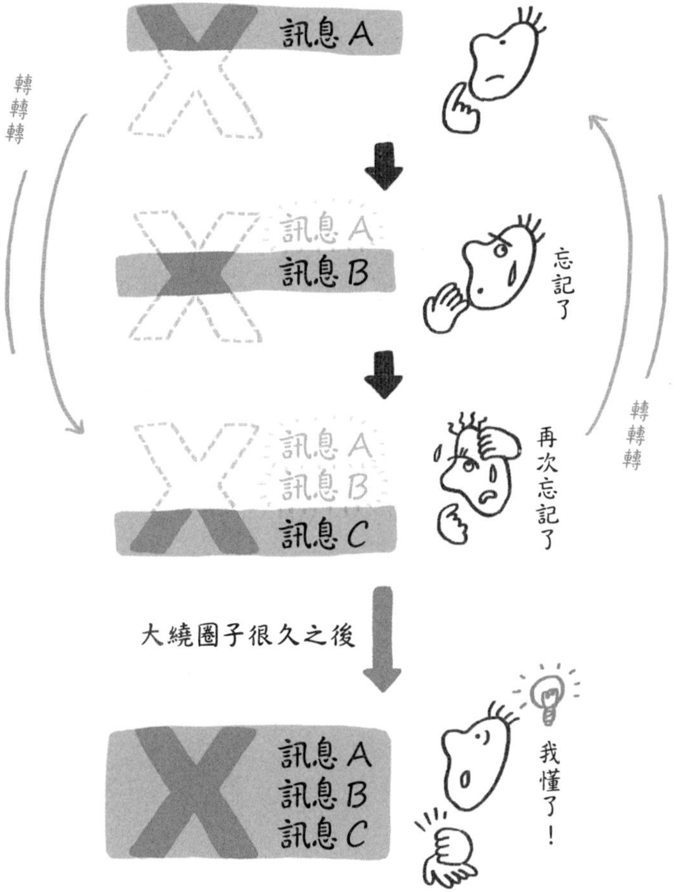

聯繫變得緊密，就代表記憶痕跡變得比從前更深。髓鞘變得更粗，突觸上的受體出現得更多，掌握各聯繫所需要的能量越來越少。最後，終於能夠在大腦中同時呈現各個聯繫，理解X的抽象意義。

只要能夠客觀理解這一點，就會比較容易察覺自己的大腦正陷入大繞圈子的狀態，也會更加樂於讓自己的大腦大繞圈子。當這個大繞圈子的狀況持續到最後，我們就能夠理解他人難以理解的抽象事物。

「糾葛」的訊息處理能夠讓大腦大幅成長

糾葛也是很多人不喜歡遇上的狀況。但是，面對糾葛能夠訓練我們的決斷能力及直覺能力，絕對不能輕忽。

有一場很有名的實驗，受測者必須說出寫著各種顏色的文字的顏色（例如文字是PURPLE、BLUE，但顏色卻是紅色、黃色）。根據實驗結果，要說出這些字的顏色，會比讀出一般的正常文字更加吃力。

因為要說出的是文字的顏色，而不是文字的意思，這是我們平常不習慣的，所以是受到中央執行網路的控制。由我們的意志將指令送至大腦，讀出實際的文字顏色。

然而，我們的大腦早已牢牢將文字的意思與顏色的意思保存在記憶之中，這些來自大腦的訊號（主要來自預設模式網路）會與中央執行網路相牴觸，以致中央執行網路在讀出文字顏色時的速度變慢。

這正是一個相當單純的糾葛現象。過去長年累積的記憶，與現在的意志所發出的指令互相牴觸（也就是大腦偵測出錯誤）。負責掌控這個糾葛現象的大腦部位主要是前扣帶迴皮質（ACC，第13頁）。（※39）

從解剖學的角度來看，前扣帶迴皮質的位置，就在主要負責中央執行網路的額葉（Frontal Lobe），以及主要負責預設模式網路的後扣帶迴皮質（Posterior Cingulate Cortex，PCC）之間。前扣帶迴皮質所負責的警覺網路，會針對偵測出的錯誤發出警訊。

前扣帶迴皮質所發出的警訊並不具語言性質，而是以一種非語言的異樣感呈現在大腦

中。這個反應或多或少會對我們的行動決策及執行造成影響。因此，我們能否察覺這個異樣感及糾葛，以及是否具備將非語言訊息化為語言的能力，可說是十分重要的。

我們在日常生活中經常會接觸到糾葛機制，但鮮少有所察覺，也不太會以語言的形式表達出來。例如進入咖啡廳後要坐在哪裡，要點什麼樣的餐點，該選擇A提案還是B提案，要在哪一家公司上班……每當面臨這樣的抉擇時，相關的記憶便會瞬間出現，大腦會根據這些記憶來選擇自己比較想選擇的一方。

像這種糾葛的訊息處理，是個可以激發大腦大幅成長的力量，因為當出現數個選項時，大腦就必須同時抽取出與這些選項相關的記憶。

這些記憶並非只有語言或數字資訊，還包含了各種情緒及感覺的訊息。所謂的糾葛，其實就是對這些訊息進行整合處理的機制。需要處理的內容包含越多大腦內的記憶，這個抉擇對我們來說越艱難，決定的過程需要耗費的能量也就越多。

當然，越是會對人生造成重大影響的抉擇，大腦在判斷上越是需要大量的訊息，當訊息越多，需要耗費的時間及能量也越多。大腦有時會將這些能量的消耗當成一種浪費，因而放棄繼續糾葛，但**不管糾葛的結果作出什麼樣的決定或採取什麼樣的行動，糾葛的過程本身都會對我們的學習造成非常大的影響。**

因為大腦擁有越多將記憶抽出的經驗，就越容易察覺記憶與現實的差距，而這個差距對我們來說是相當重要的學習。

然而，很多人在歷經了糾葛之後，卻什麼也沒學到。因為一旦做出成功的抉擇，便會沉浸在滿足感之中，完全沒有想從成功經驗學到什麼。如果能夠仔細回顧成功前的糾葛，思考自己是基於什麼樣的要素才做出這樣的決定，並且將其化為語言，必定能夠讓我們的判斷力及行動力有所成長。

另一方面，當做出失敗的決定時，由於會產生負面的情緒及想法，就不想再面對這件事。如果能夠回顧當初決策或採取行動時，腦中的選項及糾結的過程，加以審視並化為語言，這場失敗必定能讓我們獲益良多。認真煩惱之後的失敗，是成長的重要原動力。

但有個前提，就是我們必須擁有意識（Awareness）的能力。如果沒辦法加以察覺，由於糾葛狀態容易引發壓力，下意識會選擇停止糾葛，如此一來，就很難從中學習。

在某些環境下，糾葛的狀態可能會拖得很長。如果沒有辦法察覺這個糾葛，只是每天鬱鬱寡歡，從壓力管理的角度來看，這當然不是一個身心健全的狀態。這種慢性的壓力，就是一種負面壓力。因此，不管是從學習的角度，還是從壓力管理的角度，將察覺及重視糾葛的觀念融入日常生活中，都可以說是至關重要的。

別奪走名為糾葛的成長機會

當某人陷入糾葛狀態時，周遭的人能否明白糾葛的價值，也是相當重要的一環。糾葛原本是學習的好機會，但如果周圍的人盡是提供一些悲觀、消極的看法，反而會增加當事人的壓力。另一方面，如果周遭的人將糾葛狀態認定為「好可憐」，而提供了消除糾葛的方法，也可能讓當事人失去從糾葛中學習的好機會。

當然，如果陷入糾葛的人正處於身心承受重大打擊的狀態，周遭的人提供消除糾葛的方法，或是陪同當事人思考如何解決問題，也是必要的協助。只是，有時幫助他人消除糾葛，也是一種奪走大腦學習機會的行為。

這就是為什麼我們不應該對親人過度保護。同樣的道理，也可以套用在自己的身上。**千萬不要一遇上事情，就急著要別人告訴你答案。**就算你知道有個人可能知道答案也一樣。透過自己思考，才能讓大腦成長。請先自行思考，讓腦袋昏昏沉沉，糾葛了許久之後作出抉擇並採取行動。不管得到的結果是好是壞，回顧其過程及糾葛，讓大腦從中學習，藉此培養直覺判斷能力。

有些人會認為，只要問一下就能知道答案的事情，自己思考實在是太缺乏效率了。但這樣的想法是不對的。不需要煩惱，也不會對大腦造成負擔就能獲得的資訊，通常很容易遺忘，沒有辦法形成記憶痕跡，也無法成為你的一部分。

所謂的直覺判斷能力，是以自己的頭腦苦苦思索過的人才能擁有的能力。這種人總是在煩惱許久之後，憑自己的意志作出決定並採取行動，不斷從中學習，獲得穩固的記憶。因此，他們腦中的預設模式網路能夠在一瞬間找出最適當的方向。

同樣的道理，想要提升直覺判斷能力的精準度，就要盡量讓大腦因為糾葛而昏昏沉沉，並且在事後好好回顧。這樣的習慣，必定能夠對你有所幫助。

糾葛所造成的昏昏沉沉、學習新事物所造成的昏昏沉沉，以及思緒大繞圈子的現象，都是大腦正在消耗龐大能量的證據，更是大腦正在成長的證據。

因此，當你感覺到自己正處於這些狀態的時候，請帶著雀躍的心情，告訴自己：「太好了，很多競爭對手都在這裡遭到淘汰，但我可是樂在其中呢！」只要能擁有這樣的心態，肯定能夠飛快地成長。每當大腦昏昏沉沉的時候，就是你最該感到開心的時候。

對黑暗及未知的恐懼，會讓大腦產生負面壓力

黑暗或許是最能讓人類感到恐懼的事物。

當我們在想像某種可怕的東西時，腦中的景象通常是陰森恐怖的。即使到了現代，要是我們置身在一片漆黑的叢林裡，腦中的第一個反應肯定是尋找明亮的地方。黑暗可說是我們心中最根源的恐懼。

黑暗其實象徵著未知，而未知來自於無知。然而，無知並不會直接製造出黑暗，會製

造出黑暗的是未知。

樹叢的陰暗處不曉得躲著什麼東西、不曉得安不安全、不曉得未來會發生什麼樣的變化。當我們抱持著這樣的疑問時，心中就會產生不安與恐懼。如果只是不知道（無知）的狀態，並不會感覺到特別恐懼，但是當大腦處在無可依循的狀態下，就會出現名為未知的錯誤反應，引發恐懼與不安。

也就是說，未知會直接誘發名為黑暗的壓力反應，而無知則是會間接造就黑暗。所謂的黑暗，就是當大腦或身體在過濾世界上的某種訊息時，無法順利轉換此訊息所造成的不安與恐懼的情緒反應。

沒錯，黑暗並非原本就是黑暗，是你的大腦讓黑暗變成了黑暗。

如果黑暗本身就是恐懼與不安的原因，不管在任何人的心中，未知應該都會引發恐懼與不安。雖然未知狀態會讓很多人感到不安，但對少部分的人來說，未知並非引發不安的要素。這代表真正的黑暗其實是存在於我們的心中。

我們認知一件事物，依循的並非是這件事物的本質，而是包含大腦在內的神經系統及身體所產生的各種反應。換句話說，**對黑暗及未知抱持不安且感受到負面壓力，那是大腦的問題。**

為什麼我們的大腦及身體會創造出所謂的黑暗？那是因為從前有很長一段歲月，倘若大腦應該獲得某種訊息而沒有獲得，結局往往就是死亡。猛獸躲藏在什麼樣的地方？這種從來沒見過的動物危不危險？這種菇類有沒有毒？不知道及無法預測的下場往往是「死」，因此大腦會產生不安與恐懼等情緒，提醒自己避免這種狀況。

這樣的反應，如今依然深深殘留在我們的大腦之中。不管是過去、現在還是未來，這個反應都是相當重要的大腦機能。但是跟數萬年前相比，現在的環境變化速度實在太快，而且充斥著現代所特有的各種資訊。為了順應時代的變化，我們的大腦有必要跟著改變。

對未知事物抱持戒心的壓力反應，在某種程度上是一種先天就存在，而且能夠提高生存機率的重要反應。但是在很多時候，我們的教育還進一步增強了這種反應。

簡單來說，**將未知或無知狀態視為負面的教育方式，只會讓未知及無知陷入更大的黑暗之中。**

例如當學生或部下說出模糊不清或難以求證的話時，往往會受到責備或批評；或是表現出不清楚、不知道的態度，甚至會遭受譏笑、得到負面評價。

主要的理由，就在於多數的教育環境只會處理擁有正確答案的問題。一旦以「有答案」為前提，我們的心中就會產生想要知道答案的期待與預測，當期待落空時，就會認定這是一個錯誤的狀態。接著，不管是自己還是周遭的人，都會因為負面偏見的關係，而非常在意這件事，大腦便認定這是自己的缺失。一旦大腦經常接受到這樣的訊息，不僅會變得難以自我肯定，而且還會把注意力放在他人或自己的缺失上。

長久下來，這樣的壓力反應會形成負面壓力，影響自己的身心，讓大腦產生想要迴避這個狀態的念頭。

當陷入這種情況，絕大部分的人都會開始刻意避開未知的事物。但學習的行為，本來就是以未知的事物為對象，卻形成了逃避學習的大腦反應。

而且，當唯有找到答案才能獲得正面評價時，一些找不到答案的問題（例如太模糊、太抽象，或是很難探討出結論的問題），往往會被大腦認定為找不到思考的意義及目的。找出答案或結果的意圖本身並非壞事，真正有問題的是會讓大腦認定「未知或無知狀態為負面狀態」的學習環境。

然而，在絕大部分的環境裡，下意識產生負面偏見是很常見的狀況，所以我們不能只是把問題推給環境，而必須主動調整自身對於未知及無知的心態及看法。

使目標與目的化為記憶痕跡，增加機會

模糊不清且具有高度不確定性的未知事態，會干擾我們心中的安全狀態，導致前額葉皮質喪失機能，影響我們的表現。

因此，設定目標及目的具有相當重大的意義。很多時候，明明有著應該要做的事情，但是不夠明確；或是明明有著崇高的目的，卻遭到遺忘。

設定明確的目標及目的，能夠減緩大腦對模糊事態的壓力反應。當然，如果在設定了明確的目標及目的之後卻置之不理，意義並不大。雖說在避免模糊性的當下就能夠將壓力反應轉化為正面壓力，但是更重要的一點，是必須將這些目標及目的深深烙印在大腦中，這樣才能提高並維持幹勁。

就算暫時擁有明確的目標或目的，可能當天大腦就忘得一乾二淨。就好像寫了新年新希望之後便置之不理一樣，實在是太可惜了。**應該要每天認真地回想自己所設定的目標或目的，將強烈的記憶寫進大腦的神經細胞內，才具有實質的意義。**

當目標及目的被寫進腦中，形成記憶痕跡，這個訊息就會轉由預設模式網路來處理，自然而然地呈現在日常生活的行動當中。每天持之以恆地覆蓋記憶，記憶就會越來越鮮明，成為我們的原動力。

尤其是概念性的目的，或是抽象度較高的目的，必須要藉由不斷回想，使其與真實體驗的情節記憶及情緒記憶連結在一起，達到一般化的效果。

有時，我們也必須借助大繞圈子及糾葛的力量。這是大腦「模式學習」的一部分。所謂的模式學習，是指大腦會從實際的經驗及記憶之中找出普遍性的規則，建立起特定的模式。

根據近年來的研究，模式學習是由海馬迴的後側至前側所負責，越接近海馬迴的前側，抽象化的程度就越高，而且記憶會越強烈。（※40）歷經這個過程所設定出的目的，不僅能夠大幅活化我們的經驗記憶，也會對情緒記憶發揮效果，以提升幹勁。

如果這個目的是由他人所指示，將無法收到任何效果，因此，必須親自在你的心中醞釀出目的。經歷各種體驗，在錯誤中學習，找出屬於你的目的。唯有這麼做，這個目的才能發揮意義，成為具有效果的原動力。因此，從日常生活中就要好好醞釀，這樣我們的表現便能有所提升。

只要能夠每天醞釀，這個目的就會隨時存在於你的心中。很多時候，注意力容易被眼前的事情、手段或是其他較小但較具體的目的所獨佔，導致我們忘記了原本的重要目的。會發生這樣的情況，正是因為這個目的並沒有被大腦重視。

通常越遠大的目的就越抽象，更需要我們打從心底加以重視。假設你的目的是「讓

越是把目標深深烙印在腦中，抓住夢想的機會就越大

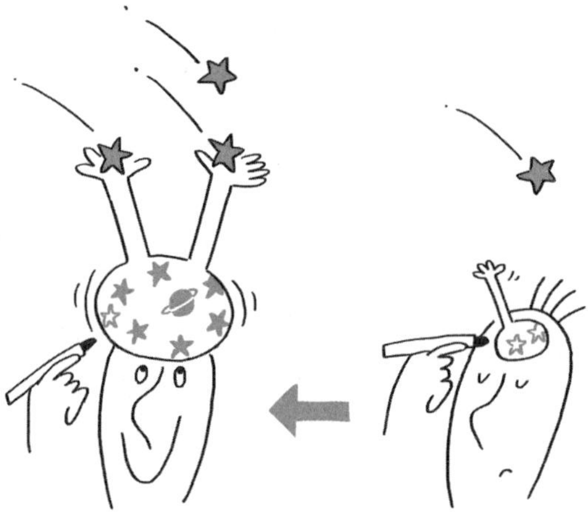

某人獲得幸福」，由於「幸福」這個目的相當抽象，為此必須每天認真地想著這件事，使它成為神經細胞內的記憶痕跡，否則，必定會成為一個「光說不練」的目的。

在中央執行網路的主導之下，主動將目的說出口，這個目的就會逐漸成為身上的血肉。每天反覆執行，有時讓它在腦中大繞圈子，當目的變成了記憶痕跡後，就能夠進入預設模式網路的狀態，誘發**由記憶所主導**的行動。

設定什麼樣的目標，依循的是自己想要達成什麼樣的狀態，每個人應該都能輕易想像得出來。即使如此，還是必須

不斷吸收各種資訊，增加自己的經驗，好好地加以醞釀。通常遠大的目的都是概念性的事物，我們如果想要完全掌握，就必須花上很多時間與自己對話。

常有人說許願就會成真。嚴格來說，應該是真心誠意地不斷想著一件事，這件事獲得實現的機率就會提升。**當你不斷在心中探求著自己的目標遠景及目的，它就會越來越紮實，以記憶痕跡的方式成為你的一部分。這麼一來，你的一言一行都會在預設模式網路的掌控下朝著目標的方向邁進，當然就有更多的機會接觸你心目中所描繪的那個世界。**

能否抓得住機會，端看你所追求的是什麼，機率可能很高也可能很低。但可以肯定的一點，是只要我們接近機會的次數增加，抓住機會的機率也就越多。

就算原本機率只有百分之一，只要採取一百次行動，還是很有可能掌握機會。但如果你的信念動搖了，不相信自己能夠抓住機會，在這樣的大腦狀態下，我們必定很難持續採取行動。正因如此，不斷思考及醞釀目的及目標的觀念才會如此重要。

就算沒有目的，依然能自發性地採取行動的優勢

擁有目的確實能夠誘發我們的行動，但不要忘了，人是一種就算沒有目的也能採取行動的動物。

人類大腦的前額葉皮質特別發達，海馬迴的後側至前側能夠將訊息模式化，而在其不遠處，還有一個名為**腹內側前額葉皮質**（Ventromedial Prefrontal Cortex，vmPFC）的部位。

這個大腦部位，可以對個人的經驗及知識進行生物學上的模式化，讓我們在接收到訊息的瞬間，能夠判斷出應該要接近還是逃走。不僅如此，**殘留在腹內側前額葉皮質上的記憶還會對我們的價值觀造成影響。**（※41）

經過反覆思量後設定出來的目的，會成為力量強大的記憶結晶，存在於我們的大腦之中，由負責預設模式網路的部位之一的腹內側前額葉皮質進行處理。換句話說，本質化的目的會與我們的價值觀產生鏈結，成為我們的行為動機。

目的與價值觀在腦中的形成，表現出的是每個人的自我特質。這雖然是相當重要的行為動機，但其形成過程有一個特徵，它是完全依循自身所接收到的資訊及經驗進行模式學習，也就是有其侷限。

此外，當記憶非常鮮明深刻，會形成能量效率極高的神經迴路，此時，訊息就會被優先處理。沒錯，這就形成了所謂的「頑固」。換個說法，就是收到的訊息都會受到「偏見化」。

我們的大腦在處理訊息時，並非平等對待所有訊息。過去處理訊息的模式所遺留下的記憶，會讓我們每個人的訊息處理方式截然不同。儘管抱持目的及價值觀非常重要，它可以讓訊息的處理變得更有效率，但另一方面，卻也因為完全是以自己腦中的訊息為基準，所以有其侷限性。

而且**當我們心目中所認定的目的價值越高，就越容易受到目的羈絆。**目的與價值觀是由腦中的個人經驗及知識的模式化所歸納而得，可以說是只屬於自己的一套理論。

因此，當我們遇到與這套理論不相符的事物時，便會不由自主地加以排斥，所以我們更需要的是柔軟的頑固。

雖然擁有屬於自己的目的、價值觀及理論固然重要，那也必須明白這些並不能代表一切，更不是什麼放諸四海皆準的金科玉律。這些充其量都只是存在於你的腦中的理論。每個人的理論都不相同，沒有什麼好壞之分，在此具備的最好是柔軟的頑固，不僅要能夠接納他人與自己的差異，還要能夠藉此調整自己的學習心態。

VUCA的時代，需要的是「非理論的能力」

在這VUCA的時代裡，如果只是著眼於其不確定性而怨天尤人，是沒有辦法進步的。正因為我們生活在一個高度不確定的時代，更必須要有能力將壓力反應轉化為樂觀積極的正面壓力，為自己帶來成長與幸福。但是，要具備這樣的能力，應該要抱持什麼樣的觀念？

雖然理論性的觀念也很重要，在許多場合能夠派上用場，但是在多數時候，理論性的觀念反而容易擴張我們心中的黑暗面。

模糊不清的黑暗之中，存在的大多是粗糙、不完整或無法成立的理論。在這裡頭只能找到一些告訴我們「做不到」、「不可能成功」的負面理由，誘使我們採取逃避的行動。雖然理論思考在某些場合有助於解決問題，但很多時候是派不上用場的。

同樣的道理也可以套用在近年來極受關注的人工智慧上。人工智慧的理論邏輯，甚至已經超越了人類。但是人工智慧只能依據資料庫內的過去紀錄來進行推測，對於沒有前例或不知道結果的事情，很難做出正向積極的推測。

總而言之，在這個具有高度不確定性的VUCA時代，想要將壓力反應轉化為自己的養分，勢必得要發展非理論性的腦中世界。同時活用人工智慧的長處與人類的長處，謀求共存與共同發展，是接下來的時代所不可或缺的能力。

在接下來的時代，除了要重視長年累積的理論之外，還必須要重視無法以目的或價值觀來說明的行為動機。不管是人類還是其他生物，這些動機才是最強而有力的。只因為我們太過偏重理論及目的，使得原本所擁有的非理論性行為動機受到壓抑，也限制了我們的可能性。

例如，當你看見一個孩子在公園裡快樂地奔跑，就算你問他：「為什麼你看起來這麼幸福？你的人生目的是什麼？」相信那孩子也回答不出來吧。即使沒有人生目的，孩子依然可以過得開心又幸福。比方說，父母懷抱親愛的孩子會感到很幸福，這也沒有任何目的，父母就只是希望緊緊抱著孩子而已。

很多人喜歡強調做事一定要有目的，但我認為大家都低估了「無目的行為」的價值。當然，如果只是做一件不知道為什麼要做的事情，確實沒有辦法為自己帶來任何助益，但如果是「雖然不知道為什麼要做，但做了會讓自己有特別感覺」的事情，就算沒有任何目的，也可以算是有價值的行為之一。

如果你的內心、你的大腦出現了莫名的感受，那必定是某種來自於你的內在世界的訊號。這些感受往往無法以語言來說明，那是你的內在世界所孕育而生的某種非語言性情緒反應及感覺反應。

做一件事情並不需要目的，只需要一點點的感興趣或在意。**你不需要為自己的行動尋找目的，因為理由就在你自己的身上。比起沒有明確目的就無法採取行動的人，做事情**

沒有目的的行動可以拓展世界

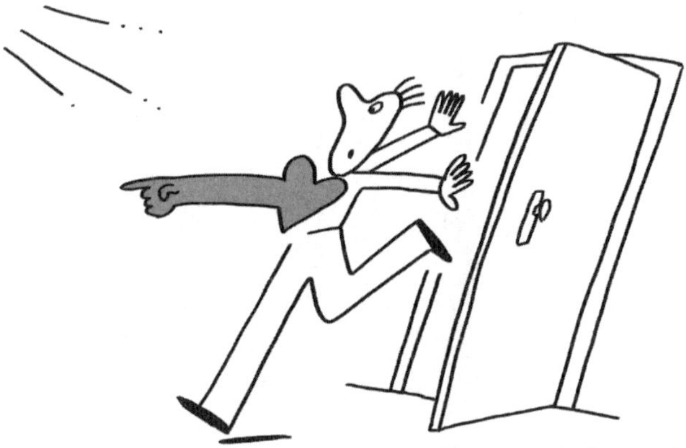

不在意目的的人，擁有更廣泛的活動範圍及更寬敞的世界。由這樣的經驗所模式化的價值觀、目的及理論，能夠讓你獲得更多采多姿的資訊（記憶），而這些多采多姿的記憶所形成的網路，就能夠為你打造出柔軟的頑固。

在詢問「為了什麼」及「有什麼意義」之前，我們不能忘記，有些價值是無法以理論來解釋的。一個長期必須靠他人提供明確目的的人，一旦失去了明確的目的或意義，可能會頓時喪失幹勁。尤其是生活在充滿了模糊及不確定性的世界裡，很可能會因為無法自行找出目的，而無法持續有所作為，也無法讓自己成長。

另一方面，做事不需要目的的人，也有可能在行為之中找到自己的目的。有很多事情必須實際做了才知道，一邊行動一邊尋找目的才是貼近本質的做法。

一旦太過拘泥於目的，行動與成長的可能性都會受到限制。就這層意義上，不管有沒有目的都能採取行動的人，才能順應接下來的VUCA時代。

而且能夠採取無目的行動的人，也能夠從一些容易形成負面壓力的訊息中，找到讓自己更上一層樓的可能性。因此，從長遠來看，這種人的成長幅度是相當驚人的。

CHAPTER

04

將壓力成為武器：「持續進化的大腦」

讓壓力化為力量的四種成長之腦。

什麼是能夠獲得正面壓力協助的「四種腦」？

在第3章已說明了要將負面壓力轉換為正面壓力，就必須重視多巴胺等化學物質所誘發的感受及心態；還有要讓自己有所成長，必須對壓力抱持什麼樣的觀念。因此，本章將進一步探討該如何用預設模式網路，讓這些感受及想法自然流露出來，以及該如何培養大腦的記憶狀態。

第1章曾提到了史丹佛大學的阿莉亞·庫朗博士所做的心態實驗，擁有「把壓力當作學習」心態的實驗組，比起沒有這種心態的對照組，負面壓力的強度較低。可是，這個實驗的受測者是由研究人員刻意引導，才會產生「把壓力當作學習」的心態。

在現實世界裡，不會有人在我們感受到壓力之前就來提醒。因此，我們必須在日常生活中，**先將「把壓力當作學習」的想法深深烙印在心中，以製造出鮮明的記憶。**

如此一來，**當我們快要被負面壓力侵蝕時，就可以引導自己維持「把壓力當作學習」的心態，獲得與實驗室中相同的效果。**

當壓力太強的時候，如果腦中「把壓力當作學習」的記憶不夠鮮明，是無法發揮效用的。不能只是單純理解而已，還必須將「壓力等於學習」這件事化成體內血肉，培養出強大的記憶結晶。

請先試著回想一下，前文曾提過，記憶不管使用的是何種語言，不管是否要把負面壓力轉換成正面壓力，重點都在於負責此處的神經細胞的使用程度，也就是受到「Use」的程度。

除此之外，不能只是「Use」而已，還必須懷抱著期望能夠成長的真心，並且不斷重複。這正是「**Use it or Lose it**」的道理，「Use」的程度才是最大的關鍵。

另外，在神經科學的領域裡，記憶的形成還有另一個重要的原則，那就是「Neurons that fire together wire together.」（第74頁），意思是「**同時受到激發的神經細胞會串聯在一起**」。想要把負面壓力轉換成正面壓力，形成記憶的重複固然重要，但回想的方式也是一大重點。如何活用神經細胞的記憶化原則，在具備「同時性（Together）」的前提下進行回想，將是影響成敗的一大關鍵。

接下來將介紹四種記憶的回顧方式，可以分別打造出四種不同的大腦，也就是**「過程主導腦」、「彈性腦」、「成長主導腦」及「希望腦」**。

只要能夠實現這四種回顧方式，必定能夠將負面壓力轉換為正面壓力。這也是相當重要的記憶訓練法，可經由後天的努力培養，讓大腦持續進化，這四種皆是能帶有進化潛力的大腦模式。以下便針對培養所需要的重要觀念進行說明。

01 過程主導腦
——從過程中找出價值的大腦

「結果主導腦」與「過程主導腦」

第267頁的圖，是某經驗過程的簡略示意圖。橫軸代表時間，縱軸則是經歷的事件所帶來的是正面情緒（上半部）還是負面情緒（下半部）。

這是常見的手法來回顧記憶，相信很多人都曾聽過。像這樣以橫貫時間軸的方式進行俯瞰式的回顧，可說是相當重要的概念。

如果不使用這種橫貫時間軸的方式進行回顧，那麼，這些寶貴的經驗可能會在腦中留下偏頗的記憶。

是什麼樣的記憶容易留在腦中？我想記憶最深的，往往是最後的結果。如果這是一場非常成功的經驗，成功所帶來的喜悅及快感必定會深深地烙印在情節記憶及情緒記憶之中；反之，如果這是一場嚴重的失敗，強烈的懊悔與失望也會被如實保存。

帶有結果的事件較能撼動我們的情緒，被大腦記住的機率也會比較高。

留下鮮明的記憶，會對我們造成影響嗎？答案當然是肯定的。獲得重大成功的人，因為大腦嚐到了成功的快感，會開始追求相同的結果。換句話說，結果主導腦是靠著保存在記憶中的過往訊息來維持幹勁。也可以這麼說，**結果主導腦是維持幹勁的原動力，是對結果報酬的期待。**

相反地，事件的結果若留下來的是強烈的負面情緒記憶，那麼，我們的幹勁就會迴避這個結果，往另一個方向發展。

難怪大家總說成功經驗非常重要。一旦有了成功經驗之後，當下所嚐到的正向情節記憶及情緒記憶會成為其後所有行動的幹勁及原動力。也因為情緒反應相當大，無須特地回顧，記憶就會殘留在腦中，影響著我們未來的行動。看似有不少好處，因而成功經驗十分受到重視。

的確，在腦中累積有結果的成功經驗相當重要，還能帶來自我肯定及自信，但並不是只要胡亂累積成功經驗就好。想要正確活用結果主導腦，必須全面性地瞭解只追求有結果的成功經驗有著什麼樣的風險。

成功的經驗必定有其過程。這聽起來是理所當然的事，但，我們必須讓大腦徹底記住這一點，留下記憶痕跡。從大腦的學習模式來看，會優先記住的必定是容易形成強烈情緒記憶的結果。

我們的大腦除了擁有結果主導型的幹勁，也有著過程主導型的幹勁。想要培養出過程主導腦，必須把焦點放在情緒記憶比較薄弱的過程上，讓正向的情節及情緒在腦中留下記憶痕跡。

因為結果主導腦的原動力的記憶，無需特別記憶就能自然記住，但作為過程主導腦的原動力的記憶，由於正向部分被大腦記住的可能性較低，需要刻意投入注意力，才能形成鮮明的記憶。

能夠同時擁有結果主導腦及過程主導腦，是再好不過的事。結果主導腦只要累積成功經驗就會自然形成，所以必須多放一些心思在過程主導腦，以培養出幹勁。因此，最好要站在俯瞰的立場，除了關心結果，也在意過程，達到後設認知的效果。

獲得「過程主導腦」的兩大回顧重點

不管是學習新事物、啟動新企劃、處理新工作，還是挑戰一個連有沒有答案都不知道的問題，這些行動都有一個共同的特徵，那就是獲得結果只在一瞬之間，但是耗費在過程上的時間卻往往高出數倍。

所謂的過程主導腦，是指大腦處於深深記得過程價值的狀態。不論任何事情的過程，必定都有順利與不順利的時候，但只要在出現正向心情時主動意識到就行了。像這樣的機會應該是非常多才對，請試著仔細留意過程中的正向情感，並且留下紀錄，可以告訴親友，或是與一同努力的團隊成員們分享。

在朝著一件事情努力的過程中，可能會有一些新發現，使得自己或團隊成員會有一些成長。你們一同用餐，談了一個很特別的話題，或是閒聊了一些似乎與主題無關的雜事。請仔細回想及咀嚼這些瑣事，讓大腦知道這些都是非常重要的訊息。

如果大腦裡沒有任何發生在過程中的有價值訊息，自然也就無法變成過程主導腦。

假如這段過程已經結束，整段經驗進入了尾聲，此時正是培育過程主導腦的絕佳機會。恰巧在這件事之中獲得了某種成果，此時先不要只是顧著咀嚼成果的滋味，也別忘了要仔細咀嚼過程中發生的各種正向感受的滋味。

在事情有了結果，感受到喜悅與感動的同時，也要認真回想過程中發生的種種插曲。例如發生了什麼快樂的事，是否感受到自己的成長，在這時察覺或學到了什麼，都要一併好好咀嚼。

重點就在於同時性。如果只是單純回想過去發生的美好往事，是會留下開心的記憶，但只會保存往事與當時的情緒記憶而已。

必須要在心情因結果而出現強烈的正面情緒時，讓過程中的種種正向記憶也同時在腦中浮現，才能發揮「Neurons that fire together wire together」，也就是「同時受到激發的神經細胞會串聯在一起」的效果。

換句話說，就是要**將過程的體驗與成果所帶來的巨大正向體驗記憶串聯在一起**。只要掌握這個回顧的訣竅，大腦就會學到「過程也是創造結果的重要環節」這個關鍵。

只要在各種不同的經驗中，或多或少地重複這樣的回顧，就能逐漸培養出過程主導腦。

過程比結果重要的科學理由

如果大腦只是不斷累積成功結果的經驗，可能會面臨一個風險，那就是在面對看不見結果的事情時，大腦會無法產生動力。如果一個人能夠持續成長，不斷獲得成功的結果，那麼，光靠結果主導腦來維持幹勁也是可行。

過程主導腦的培養方式
——將過程中的正面情緒與成功鏈結在一起

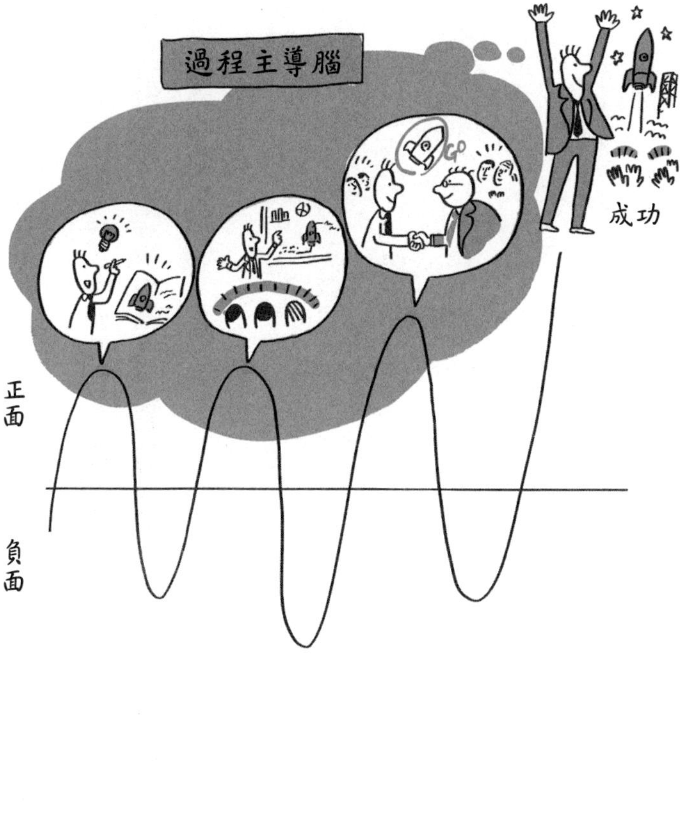

但是在現實生活中，想要持續獲得實質的成功結果，絕對不是一件容易的事。而且當結果主導腦的幹勁太強時，若是遇上很難得到結果的事情，大腦就會完全喪失幹勁。

任何新的挑戰與變化，必定都充滿了不確定性。**如果太過依賴結果主導腦的幹勁，往往會變得過度拘泥於過去獲得成功結果的做法、想法或言行，一旦遇上無法套用同樣的成功模式的事情時，將無法產生幹勁。**

由此可知，完全受結果主導的幹勁是相當脆弱的。沒有辦法獲得結果的事情，就無法產生動力，這會使得我們不願意積極嘗試新的挑戰或變化，如此一來，成長的機會也就會減少。

最常見的狀況是累積了許多成功經驗，卻沒有好好回顧過程，某天突然遭遇瓶頸或遇上挫折，立刻就變得心灰意冷，再也沒有辦法提起幹勁。

因為一切太過順遂，不斷地累積一次又一次的成功經驗，卻從未注意到過程的重要性。累積的都是與結果有關的情節記憶及情緒記憶，導致大腦無法體會過程的價值。在這樣的狀態下，一旦遭遇挫折，喪失可預期的結果，也得不到結果的幹勁，當然就會失去繼續前進的動力。

世界上很少有人能夠不間斷地持續成功。正因如此，除了結果主導腦之外，我們還需要過程主導腦。只要能夠好好培養出過程主導腦，**就算無法預期結果，大腦也會明白過程的意義及價值，從中獲得努力下去的幹勁。**

02 彈性腦
——能夠承受打擊的大腦

培養一顆「不受挫折的心」

想要持續地積極挑戰未知的事物，我們需要的是「彈性（Resilience）」這個能力。所謂的「彈性」，其實是指不受挫折的心。這聽起來有點抽象，或許有些人會認為這是一種與生俱來的天賦。環顧生活周遭，你可能也曾羨慕某人「為什麼能夠這麼堅強，心靈完全不受挫折」。

事實上，不受挫折的心並非來自基因或天賦，而是必須靠後天培養的能力之一。這也意味著，天底下沒有任何人是打從一開始就擁有不受挫折的心。

雖然跌倒了，還是勇敢爬起來，繼續往前走。有了這樣的經驗，就會獲得名為「彈性」的能力。有些人在重複歷經挫折之後獲得彈性能力，有些人卻無法，不僅如此，甚至有可能在屢遭挫折之後喪失自信，變得自怨自艾或怨天尤人。相較之下，後者的機率還比較大。

挫折的經驗，確實有可能讓我們的心靈變得自卑而懦弱。但是另一方面，也有可能讓我們大幅成長，獲得再也不受挫折的心。會出現這兩種截然不同的結果，關鍵就在於是否擁有適當的後設認知。

獲得「彈性腦」的回顧訣竅

那麼，我們該如何回顧自身，才能獲得這種「彈性腦」呢？如同前一節的過程主導腦，在此使用第267頁的經驗過程圖來說明。

圖中的終點部分，代表的是結果，如果是獲得了成功的經驗，在得到結果的當下往往會出現強烈的正向感情，便容易留下深刻的記憶。但這樣容易造就成結果主導腦，若我們因想要獲得過程主導腦，就必須主動回顧過程中產生正向情緒的瞬間，將過程的記憶與正向的情緒串聯在一起，在腦中形成記憶。

簡言之，就是要篩選出過程中的正面部分，讓這些正向的反應形成記憶，打造出「開心的杏仁核」。

另一方面，如果想要擁有「彈性腦」，便要將注意力放在過程中的負面部分上。不管是什麼樣的經驗，其過程中的負面情緒通常會比正面情緒更加容易吸引我們的注意。當挑戰的事情越困難，挫折、壓力及糾葛會越多，負面的情緒也跟著增加，更何況還會受到負面偏見影響。

可是，這些負面的經驗也是相當重要的學習對象。**這些負面經驗是會造就出「鬱悶的杏仁核」的負面記憶，還是成為培養出「彈性腦」的養分，端看我們如何選擇自己的感受、想法，以及如何打造我們的記憶。**

使用PDCA會有什麼樣的風險？

當我們遇到挫折及失敗時，通常會自我反省，這也是學習的一環且至關重要。這麼做能夠徹底找出失敗的原因，明白自己哪裡做得不好，或是做得不夠。此外，還可以針對如何解決眼前的問題，進而提出假設並執行計畫。如果問題仍是無法順利解決，便會持續這種循環，找出原因並解決問題，讓自己從中獲得成長。

這也就是PDCA[7]，不論是用在讀書還是工作，對學習及成長確實相當有幫助。

在使用PDCA時，必須先清楚了解該問題點，否則很難獲得預期的成長。

簡單來說，**在技術面及知識面上，PDCA確實能夠有效提升表現力，但是，從心理及精神層面來看，這個方法卻隱含著降低表現的風險。**

因為PDCA方法會讓我們一直把注意力放在自己的問題或不足之處，導致負面經驗及伴隨而來的負面情緒被大腦記住的機率增加。如此一來，自己總是力有未逮的印象也會進入大腦的記憶之中。

---

7 編註：PCDA為Plan-Do-Check-Act的簡稱，意為循環式品質管理，針對品質工作按規劃、執行、查核與行動來進行活動，以確保可靠度目標之達成，進而促使品質持續改善。

這會帶來自我否定、喪失自信，而且與他人比較之後產生自卑感，降低學習的動力，增加學習新事物時的心理壓力，促使心態往逃避成長的方向。

想要培養出不會被挫折擊敗的彈性腦，光靠反覆檢視及改善自己的問題是不夠的。

培養「彈性腦」的關鍵在於以俯瞰的角度檢視經驗

想要培養出彈性腦，關鍵在於必須於順利挑戰，或是切身感受到自身成長的時機點進行回顧。也就是說，**必須在確實感受到成功或成長的當下，盡可能回想過往的失敗經驗、壓力感受，以及內心的各種鬱悶或糾葛。**

或許你會認為這沒什麼大不了，但從神經科學的角度來看，這麼做有著相當重大的意義。這是利用了成功經驗所帶來的強烈正向情緒，以及其所伴隨的鮮明記憶。與前一節培養過程主導腦的機制上是相同的。

換句話說，培養彈性腦的方式，同樣是利用了「**Neurons that fire together wire**

彈性腦的培養方式
——將過程中的負面情緒與成功鏈結在一起

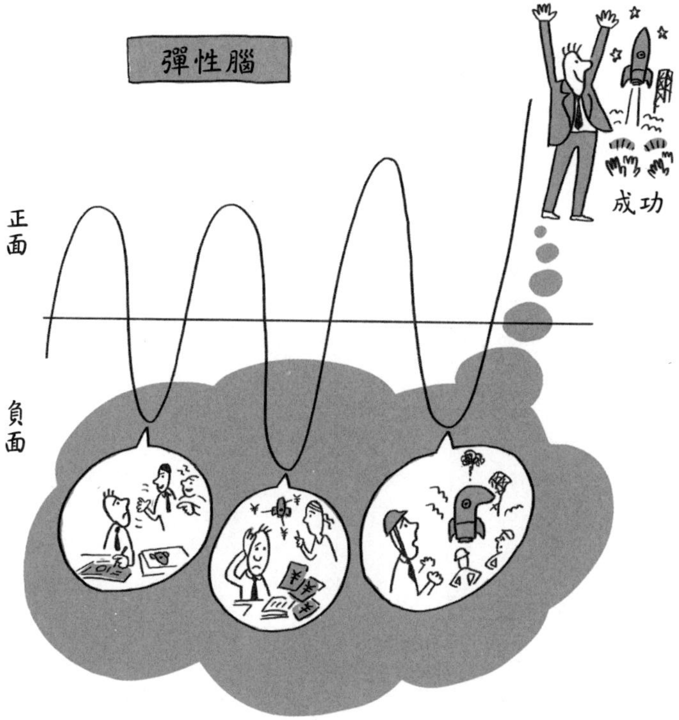

together（同時受到激發的神經細胞會串聯在一起）」的原則。

這個原則的關鍵概念，就是「同時性」。趁著出現強烈的正向情感時，「同時」在腦中回想過程中的種種辛酸回憶，使其與成功經驗及成長感受串聯在一起。如此一來，**腦中的記憶就會出現 Rewire（重新配線）的現象。**

當有了痛苦的失敗經驗後，情節會保存在海馬迴，痛苦的情緒則會保存在杏仁核。就第275頁的圖所示，如果是在發生了成功經驗之後，在產生正向情緒的狀態下回想這些痛苦的辛酸經驗，痛苦的記憶會跟正向的情緒記憶鏈結在一起，出現情緒記憶的覆蓋現象。（※42）

如此一來，**過去的痛苦經驗及努力過程中的失敗和壓力，都會被大腦視為造就成功及成長所不可或缺的墊腳石。這時，心中就會浮現出「正因為過去經歷了那些風風雨雨，如今我才能嚐到成功的喜悅」。**

相反地，如果在失敗的時候，使用PDCA方法來解決問題，試圖讓自己成長，卻只是將它視為小小的「點」，沒有在大腦中將咬牙努力的過程與成長的正向情緒鏈結在一起，那麼，痛苦經驗將永遠只會是痛苦經驗。它們就這麼進入大腦的記憶，沒有重新配線的機會。多數人在使用PDCA時，從頭到尾只會針對失敗進行反省及省思，很少在大腦中將它與成功、成長綁定在一起。

在獲得了成功、感受到了成長之後，如果讓事情就這麼結束，實在是太可惜了。但，從頭到尾只是沉浸在成長及成功的快樂之中，除了強化結果主導腦之外，其實沒有任何好處。

首先，我們應該著眼於過程中的正面情緒，培養出過程主導腦。接著，再趁著成功之際，「同時」意識到過程中的種種痛苦與艱辛，將整段過程當成一條「線」來看待。如此一來，基於情緒覆蓋的原理，原本留在「點」上的痛苦記憶會被大腦視為成功及成長的前提條件，無形中提升了價值。這正是培養不受挫折的心（彈性腦）的關鍵訣竅。

打造強韌大腦的科學方法

在感受到正向情緒時，由自己主動回想過程中的痛苦經驗及情緒，當然可以收到很好的效果，不過，由團隊成員、教練、老師、父母等人協助進行「連線」的作業，效果也相當不錯。

一個優秀的指導者，不會只是單純要求「點」的反省及省思。就像史蒂夫・賈伯斯（Steve Jobs）在演講時所說的「Connecting the dots」，也就是把點連接起來，使其變成「線」，讓受指導者以俯瞰的角度掌握整個經驗，清楚地意識到通往成功與成長的整條道路，促使大腦達到串聯的效果。

「恭喜你終於成功了。回想起來，你也歷經不少失敗呢……」當指導者笑著這麼說的瞬間，當受指導者沉浸在感動的瞬間，其實也是失敗、糾葛等壓力感受昇華為成長食糧的瞬間。

像這樣回顧過去的時機點，並不見得必須是在大會上、活動上，或是舞臺上；可是，在大型盛會上的情緒感受會較為強烈，留在腦中的記憶及發揮的影響力也較大。但，即使是在平凡無奇的日常生活中，一定也隱藏著小小的成功或成長。

想要有效率地培養出彈性腦，就不能忽略任何微小的成長及成功。你必須將其過程所

感受到的負面記憶以物理方式寫進神經細胞裡，使其昇華為成長的前提條件，讓大腦發生結構上的變化。

當這些失敗、糾葛與痛苦經驗跟成功、成長串聯在一起，與情緒記憶一同保存在大腦之中，下次再度面對艱辛與困難時，這些記憶就會浮上心頭，讓你打從心底認定「這些失敗與困難正是讓自己成長與前進的動力」。當大腦產生這樣的反應，就會成為新的學習及挑戰的助力，正是彈性腦的價值所在。

沒有挑戰就沒有成長，如果只是逃避，當然什麼也學不到。失敗及困難能夠讓人學到非常多的教訓，若只以痛苦經驗的形式保存在腦袋裡，實在是太可惜了。因此，我們必須讓這些痛苦經驗在腦中產生物理變化，使其成為讓我們獲得成長的重要條件。

這既不是天賦，也不是什麼魔法。**只要依循著自然界的原理，在成長或成功經驗帶來正向情緒的當下，一點一滴地將這些記憶與過程中的痛苦經驗綁定在一起，自然就能獲得彈性腦，擁有一顆不受挫折的心。**

03 成長主導腦——必定能夠帶來成長的大腦

什麼是成長心態？

每個人都渴望成功，不喜歡失敗，希望事情都能夠順順利利。因此，以追求成功、追求結果為目標，比較能讓大腦產生幹勁。

設定明確的目標或目的，確實有助於提升我們的動力。相對的，當一件事情很難獲得明確的目的、目標或結果時，就會變得興致缺缺，提不起勁。

正因為如此，除了結果主導型的幹勁之外，還必須擁有過程主導型的幹勁，於是，我們要學習不能忽略過程中產生的種種正向的訊息。甚至，為了要培養出彈性腦，還必須將過程中的負面訊息與成功的喜悅綁定在一起。

而**過程主導腦與彈性腦的根源，與一個可以將所有的經驗轉化為成長要素的濾鏡息息相關，這個濾鏡就是所謂的成長心態（Growth Mindset）。**所有的經驗都是一種學習。也可以這麼說，只要擁有將一切經驗視為成長要素的習慣，就可以培養出過程主導腦與彈性腦。

成功與失敗都很容易誘發強烈的情緒，所以特別容易受到注意，也造就很多人一心只在意著成敗。成功與失敗的記憶固然重要，可是太多人把注意力全部放在這之上，以致忽略了自己的成長。

重大的失敗必定伴隨著重大的教訓。失敗越大，能夠學習的機會就越大。

可是，失敗往往會在腦中形成負面的記憶，導致很多人會選擇逃避失敗，最典型的反應就是故意不去想失敗的事。

希望讓失敗消失，因此刻意不對失敗付出關心。這其實是大腦的一種防衛機制，只要不去想失敗的事，負面的記憶就不會如此鮮明。有些人認為不應該選擇逃避，會這麼做也沒什麼不對。至少對當事人而言，這是個必要的反應。

當失敗的打擊大到難以面對時，該如何是好？

必須面對及接納失敗，才能夠獲得學習的機會。這聽起來很簡單，做起來卻一點也不容易。不想接受失敗、又難以面對失敗的人，其腦中必定存在著某些深刻的失敗經驗或記憶。

在失敗的同時遭到辱罵、斥責，甚至是被毆打，而留下了極度痛苦記憶的人，往往會出現想要逃避那些失敗的反應。從短期的生命需求來看，這是必要的反應。當這個反應相當強烈時，如果加以否定，反而會形成更加鮮明的負面記憶。

因此，當發生不敢面對失敗，只能選擇逃避的強烈反應時，該做的第一件事，是認同並接納這個逃避的自己。當大腦出現如此極端的反應時，正代表著心理處於無法獲得安全保障的狀態。

當某人的心理無法獲得安全的保障，前額葉皮質的機能就會減退，即使對它說再多「應該從失敗中學習」的道理也沒有用。就算中央執行網路明白「應該從失敗中學習」的道理，大腦及記憶也會因為失敗的經驗而產生想要逃避的強烈反應，很難平心靜氣地

心理的安全感是從失敗中學習的必要條件

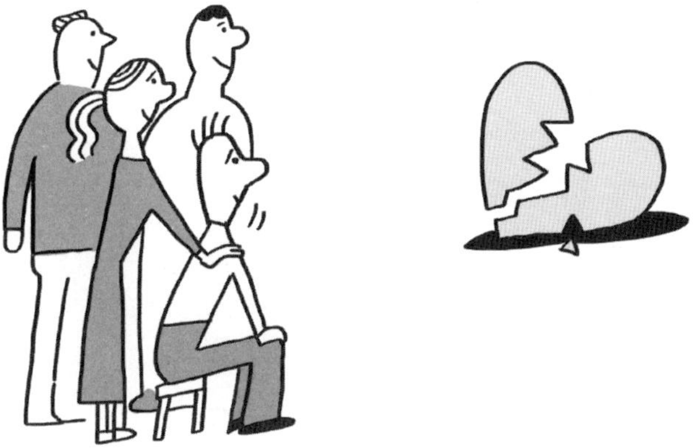

好好從失敗中學習。

為此，我們不應該否定逃避失敗的行為，而是要先從接納開始。以獲得心理的安全感為當務之急，先減緩當事人心中過度強烈的壓力反應再說。

必須先讓當事人的大腦明白，這是一個能夠安心接納及面對失敗的地方，更是一個能從失敗學習到價值的地方。

想要讓當事人的大腦不斷感到安全，最後產生「安心感」，周遭的旁人及環境必須先接納失敗。同樣道理，如果內心一直在逃避失敗，當務之急是趕緊找到一個能夠讓我們感到「安心」的環境或人物。

應該在意的不是他人也不是成功，而是「成長」

找到了能夠安心的環境之後，首先要讓大腦做的，是建立一些情節記憶及情緒記憶，讓大腦明白「自己並非一無是處」。對失敗容易產生強烈逃避反應的人，通常也缺乏能夠帶來自我肯定的記憶，因此，建立這樣的記憶便十分重要。

此外還有一個重點，那就是**應該重視自己而非他人，應該重視成長而非成功**。除了當事人自己的心態必須正確之外，周遭旁人的協助也不可或缺。

成功或失敗，只是對行為的評價，而且這個評價通常是與他人比較之後產生的。一旦與他人比較，自己的缺陷、不足處就會特別明顯。雖然明白缺陷是重要的成長動力，但如果大腦無法正視這些訊息，就只會讓自己喪失自信及幹勁，也無法帶來任何助益。

在與他人比較之後，能夠自我反省且感到不甘心的人，表示擁有高度的成長慾望。

不甘心的心情是很偉大的。能夠如此感覺，代表你願意承認失敗或缺失的原因在自己身上。這同時也證明了，你能夠誠實面對自己的問題，而且曾經努力過，對這件事非常

認真。

很多時候我們雖然失敗了，卻沒辦法感覺到不甘心。這代表大腦還沒有準備好（記憶還不夠鮮明），無法為此負起責任。或者，也有可能是輕微的失敗逃避反應，雖然沒有真正逃避，卻想要把失敗的原因歸咎到自己以外的人事物上。

在這種情況下，由於壓力反應並不強烈，所以中央執行網路尚可維持運作，可是卻會把失敗的原因推到別人身上。有這種反應的人，雖然心理安全還沒有過度被侵害，但很可能是過去有太多不好的失敗經驗，累積了大量的負面情節記憶及情緒記憶，所以大腦才會陷入拒絕自責的狀態。

換句話說，在過往的人生中，大腦並沒有學會接納失敗並且從中記取教訓。或者是生活周遭圍繞著太多喜歡推卸責任的人，因而形成了強烈的記憶，影響了當事人的判斷及反應。

不管是逃避失敗的人，還是會推卸責任的人，大腦都必須先要有一個能夠保障心理安全、且能夠包容及接納失敗的環境。如果缺少了這個關鍵，只要求當事人「從錯誤中學習教訓」或「坦承過錯，不要推卸責任」，恐怕也很難排除早已根深蒂固的記憶所造成的影響。

因此，當事人最先要學會的是「重視自己而非他人，應該重視成長而非成功」。

要將失敗轉化為學習的幹勁，首先必須深刻感受到自己正在成長，並且在腦中留下鮮明的記憶。這樣的意識，正是所謂的成長心態，也就是理解到自己的能力及智慧可以改變的心態。

不能只是單純地投注關心而已。不僅要把注意力放在自己學會的事情上，還要讓大腦深深記住，以培養出成長記憶（Growth Memory）。為此要做一些加深記憶的事，例如把成長記錄下來，或是告訴他人。

不管是何種經驗，成功還是失敗，必定可以從中學到一些事情。任何經驗必定包含著一些成長的要素，從中學習的心態及大腦濾鏡，再加上記憶痕跡化的行動，就能培養出成長記憶。

培養成長記憶

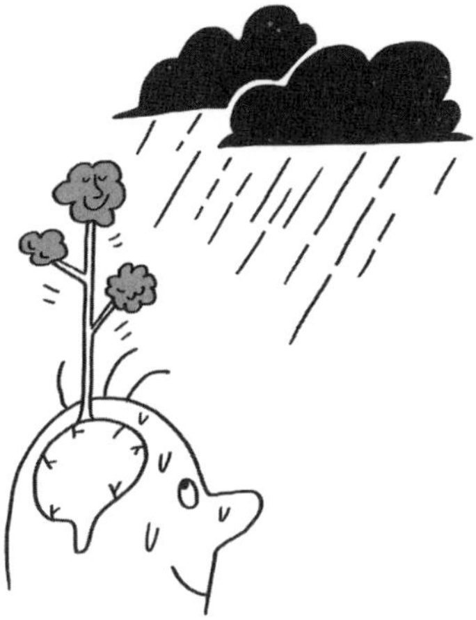

成長記憶就像是自己獲得了成長的明確證據。它來自於腦中神經細胞的物理性變化，其具有橫貫性及俯瞰性的記憶，能夠在我們的心中建立起穩固且有憑有據的自信。

在累積了許多這樣的經驗之後，就會自然地想要從所有的經驗中學習，並且感受到其伴隨而來的喜悅及快感，形成追求成長的大腦，這就是所謂的成長主導腦。

成長主導腦是一種試圖從各種經驗中尋求成長機會的大腦狀態。不需要仰賴成功、失敗這種會帶來強烈反應的要素，也不會在乎是否要歸咎他人或推卸責任，不論任何經驗都會主動嘗試讓自己從中獲得成長。

成長主導腦是無法在極短的時間內獲得，必須主動地善用中央執行網路，關心所有的成長訊息，養成仔細咀嚼使其成為記憶痕跡的習慣。久而久之，就能夠變成不論經歷何種事情，都能在預設模式網路的掌控下主動追求自我成長。

04 希望腦
——不需要根據也能擁有自信的大腦

沒有根據也能擁有自信，是一種能力

環顧自己四周應該也有這種「明明沒有任何根據，卻充滿了自信」的人。或許在他人的眼裡，這種人看起來有點傻，但偏偏這樣的傻瓜通常能考上很好的大學。要不就是明明學歷不高，卻能夠成功創業，當上大老闆。

事實上，從大腦的角度來看，越是像這樣的傻瓜，也越容易獲得重大的成功。因為這種像傻瓜一樣的人，懂得活用「不需要根據也能擁有自信」的能力。其實他們一點也不傻，這個能力非常強大，能夠不斷將負面壓力轉換為正面壓力。

世人口中所稱的「傻瓜」，除了不會念書的人之外，通常還指那些做出不自量力行徑

的人。很多人看見這種傻瓜都會加以嘲諷，說出「那傢伙還真是傻」、「也不掂掂自己的斤兩」之類的話。

還有一種人雖然看似沒有惡意，但講出來的話卻更加糟糕。他們可能會基於善意，而說出：「不要報考那間學校，以你的成績不可能上得了」，或是「以你的能力，自行創業絕對不可能成功」等等。正因為他們自認為是為對方好，才更加麻煩。

雖然看清現實、明白自己的能耐是很重要的，但是提醒對方現實狀況，跟看輕對方、認定對方能力不足，完全是兩回事。**告訴對方「以你現在的成績，考上這所學校的機率是百分之一」，跟告訴對方「你絕對考不上這所學校」，意義上可說是天差地遠。**

對方在得知了「考上的機率只有百分之一」這個現實之後，會作出什麼樣的決定，那是他自己的事情，旁人無權干涉。更何況如果非親非故，誰有權力打碎他人的夢想？

如果身邊也有這種明明對你的瞭解不深，卻企圖阻止你追求目標或夢想，完全以主觀態度來評斷你的人，千萬不要把他的建議當成「客觀意見」，而是要一邊提醒自己看清現實，一邊認定「他的意見只能當作參考」。

若是聽到了這種建議，只需要告訴自己「原來有人這麼認為」；也可以直接了當地詢問對方：「剩下的百分之九十九，是哪些人？」或是「你採樣的對象都是像我這樣的人嗎？」

沒有根據就能擁有自信的強勢之處
——就算只有1%的機率，也會勇於挑戰

統計學上的「1%」，都是以根本不存在的「平均狀態的人」為樣本。例如以三十多歲的男性為樣本，他們的平均狀態如何，這本身就是一個大問題。假設「平均狀態的人每天努力念書八小時」，若其中一人突然提起幹勁，每天努力念書十六個小時，而且方法正確，那麼這個人考上的機率，絕對不會只是1%而已。

只要你夠努力，要改變統計學上的數字一點也不難。更何況一般的統計數字，根本不會將努力的程度納入考量，更遑論是潛藏在你腦中的決心及信念。統計學上的數字，就只能當作參考而已。明明只是參考用的數字，有些人卻將它看得相當重要，甚至被這些

數字影響了一生。

想要推翻統計上的機率，你的努力絕對不能只是一般人的程度。除了要抱持強大的覺悟與勇氣，所付出的努力更是其他人的數倍。

並且要一直帶著「船到橋頭自然直」的自信，將世間的冷嘲熱諷轉化為能量。這種毫無根據的自信，能夠帶給你持續挑戰的動力，將負面壓力轉換為正面壓力，提高成功的機率，才能獲得飛躍性的成長。

世界上沒有人從一開始就是第一名，沒有人從一開始就擁有優秀的成績，也沒有人從一開始就能夠抱持「有根據的自信」。即使在獲得重大的成功之後，於他人眼中有如「人上之人」，但當初他們在起步的時候，條件可能比競爭對手還要差。

明明不是第一，卻以成為第一為目標。明明沒有人做過，卻還是成功開創了新事業。像這種挑戰新事物的人，沒有誰是打從一開始就知道自己一定會成功。換句話說，**每個人在剛開始的時候，抱持的都是沒有根據的自信。**必須在經過漫長的努力之後，那沒有根據的自信才會逐漸轉變為有根據的自信。

沒有任何依據卻能抱持自信是很重要的能力

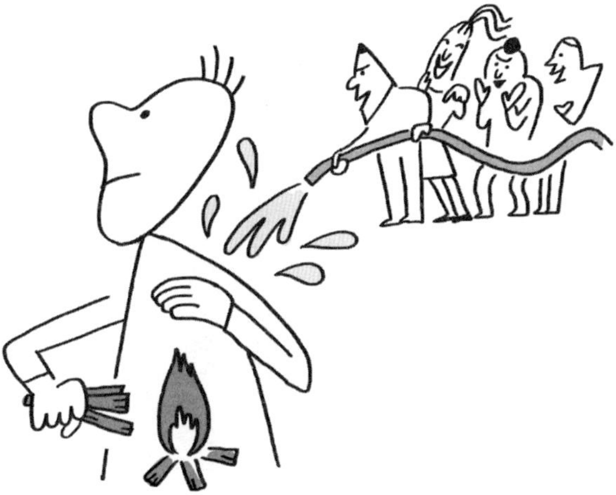

如果是一件成功機率很高的事情，肯定很多人都做過了，不會等到你來挑戰。如果你想要在眾人之中嶄露頭角，就必須持續挑戰困難的事情，即使失敗了也毫不氣餒，面對再艱難的困境也必須抱持毫無根據的自信，告訴自己「船到橋頭自然直，一定有辦法克服的」。

此時一定會有很多人來潑你冷水。他們會說：「你怎麼這麼傻？失敗了這麼多次還學不乖？」、「放棄吧，你根本沒有這方面的才能。」或是「你有其他的選擇，何必這麼鑽牛角尖？」等等。因為在旁人眼裡，你的失敗證明了成功的機率果然很低。

越是處在這樣的環境之下，越需要沒有根據的自信，不斷將負面壓力轉換為正面壓力。就算成功的機率再低，也絕不退縮。你甚至要感到雀躍，認為這是自己嶄露頭角的好機會。這正是沒有根據的自信最強大的地方。只因為他人眼中的機率而放棄自己的人生，豈不是太可惜了？

不管是想要挑戰新的事物，還是想要嶄露頭角，毫無根據的「船到橋頭自然直」的自信都是非常重要的。**沒有根據的自信，是我們人類的重要能力之一。雖然不知道會有什麼樣的結果，但總覺得自己能夠安然過關。正是希望腦的機制，讓我們有了這樣的想法。**

高估自己的能力並不是壞事

請看下一頁的圖表。這張圖表以淺顯易懂的方式說明了心理學中相當有名的「鄧克效應（Dunning-Kruger effect）」。

從圖表可以明顯看出，不論是幽默度測試、邏輯推理測試，還是文法測試，成績差的

鄧克效應

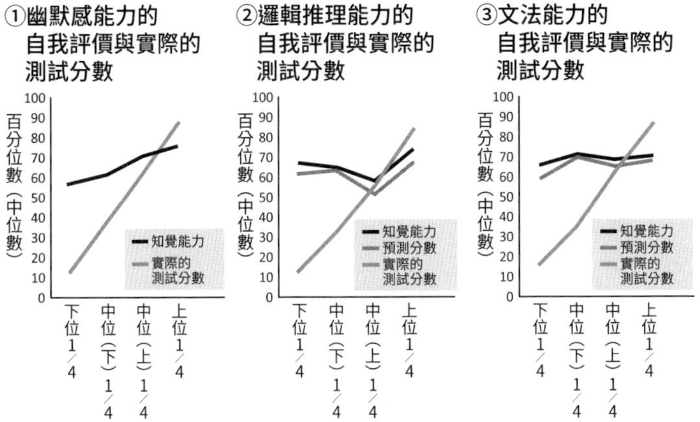

出處：Kruge, J., & Dunning, D. (1999). Unskilled and unaware of it: how difficulties in recognizing one's own incompetence lead to inflated self-assessments. Journal of Personality and Social Psychology, 77(6), 1121-1134

人相較於成績好的人，實際成績與自我預測成績的落差較大。

學界對鄧克效應的解釋是，能力差的人往往會對自己的言行或外貌作出過高的評價，也就是所謂的「優越錯覺」。換句話說，能力低的人是無法客觀地評估自己的能力。

不過，筆者對於這份數據的解釋，與一般心理學界不同。優越感是人類發展史上不可欠缺的能力。當你在考了糟糕的成績，或是表現得很差時，是否也常感覺到「原本以為沒那麼糟」？筆者從不認為只有能力差的人才有這種感覺。

這個誤判、高估的現象並不是缺點，而是一種相當重要的能力，它能讓我們產生持續挑戰新事物的勇氣。沒錯，沒有根據的自信正是源自於此。

學習新事物時，不會有人一開始就知道狀況如何，自然也無法抱持「有根據的自信」。在這樣的狀態之下，要能夠持續且積極地學習，好奇心及沒有根據的自信絕對是不可或缺的能力。

在不斷挑戰新事物之後，才會變得逐漸能夠拿捏自己的能力。

有了這些實際的經驗，就能開始認同一般社會大眾所提出的機率。事實上從這裡開始，才是問題的核心。每個人在剛開始的時候，就像前文所介紹的鄧克效應那樣，或多或少都抱持著「船到橋頭自然直」的精神。但隨著實際經驗的累積，除了來自周遭的聲音之外，自己的大腦也會開始產生「這真的很難，我一定做不到」的想法。

大部分的人都會在這裡屈服於挫折。然而，每個人都是懷抱著「我應該沒問題才對」的希望起步，但是當遭遇一點挫折或失敗時，多數人會像是被潑了一盆冷水，開始因為社會大眾所稱的機率及失敗的經驗而喪失自信，開始告訴自己「我沒有才能」或是「或許我的才能是在其他方面」。若是這樣的人，往往會花很多時間在尋找自己的才能，到頭來卻是什麼也沒能開花結果。

沒錯，才能是需要等待開花結果的，就算擁有再多的潛力，如果沒有持續地鍛鍊，才能也不會顯現出來。很多人都說DNA就像一本設計之書，裡頭包含了很多巧妙而自由的程式。但這本生命之書如果只是持有，並沒有任何意義。必須要實際翻開來閱讀，才能發揮作用。也代表著**DNA裡的基因必須受到活用，才會顯現出來（合成蛋白質）。**

每個人心中都有著小小的希望，但是光靠這小小的希望是不夠的。想要將負面壓力轉換為正面壓力，想要朝著自己的夢想及希望前進，就必須要將小希望培育成大希望。

此處所說的小希望，就是指在剛開始的無知狀態下，心中所抱持的那股「船到橋頭自然直」的毫無根據自信。雖然它很重要，但我們不可能單靠它持續地往前進，因此需要更強大的希望。所謂的強大希望，是指從完全無知的狀態開始前進，雖然中間不斷遭遇失敗與挫折，但心中一直沒有消失「船到橋頭自然直」的毫無依據自信。

所謂沒有根據的自信，其實證據就在腦中

想要在連續遭遇挫折與失敗之後，依然抱持沒有根據的自信，絕對不是一件簡單的事。正因如此，它是一種非常高等且重要的能力，能夠將黑暗的負面壓力轉化為光明的正面壓力，就像是能夠讓我們持續成長的火種。

Rostrolateral Prefrontal Cortex and Individual Differences in Uncartainty-Driven Exploration（※43）

rlPFC與不確定性主導探索的個人差異

這是由布朗大學（Brown University）的大衛・巴德雷（David Badre）所發表的一篇論文。光從標題就可以知道rlPFC（外側前額葉皮質）這個大腦部位，對於由不確定性所主導的探索行為，有著舉足輕重的重要性。

這意味著這個大腦部位負責誘使人類做出由不確定性所主導的探索行為。這篇論文所探討的，就是rlPFC特別發達的人與rlPFC不發達的人之間的差異。**充滿了模糊與不確定性，找不到任何明確的證據，卻能夠產生一股勇於行動的自信，這就是**

rIPFC所發揮的效果。

rlPFC位在大腦的最前端，是專門處理最高等訊息的大腦部位之一。能夠這麼認定，當然有其理由。有科學家將人類大腦的前額葉皮質處理訊息的狀態製作成模型，稱為「級聯模型（Cascade Model）」。根據此模型顯示，負責處理高等訊息的前額葉皮質其實有著階層式的機能結構，越往前額葉皮質的前側，負責處理的訊息抽象度越高，需要耗費的時間也越長。（※44）

為什麼會需要耗費較長的時間，是因為訊息在前額葉皮質內的流動方向是由後向前，越接近前側，訊息在處理上越需要整合後側的訊息。前額葉皮質的後側，只需要處理後側特定區域的訊息，但越是往前側，後側的前額葉皮質的訊息也會成為處理的對象，訊息也會變得更加高等且複雜。

這個負責無根據自信的rIPFC，位置就在大腦的最前端，由此可知，它處理的是最高度且最複雜的訊息。

在歷經了多次的失敗之後，還要抱持著強大的希望，光是想像就知道那是多麼困難的一件事。對大腦來說，這也是需要耗費龐大能量的複雜訊息。

事實上，乍看之下很聰明的人，很可能都無法善用這個沒有任何依據的自信。因為聰明，所以代表著他們可能會變成大腦的另一個重要機能「風險評估」的奴隸。

風險評估是原始的大腦機能，無根據的自信才是高層次的大腦機能

「風險評估」這個大腦機能，不管是對我們人類，還是對其他生物，都是極為重要的。正因為有這個機能，我們才能夠在事前預測及迴避風險，提高生存機率。

面臨生死存亡的關頭時，風險評估機能便能發揮其舉足輕重的作用。人類的DNA從五十萬年前的尼安德塔人時代起，就沒有太大的改變。從當時便存在的風險評估機能，到了現代可能會變得有些過度敏感，畢竟現代人很少會遇到命懸一線的時候。

就這層意義上而言，風險評估是比較原始的大腦機能。同樣的機能，也可以在其他哺乳類動物身上看到。**事實上，風險評估機能主要是由腦島（Insula）這個部位負責**

無根據自信比風險評估的層次更高的理由

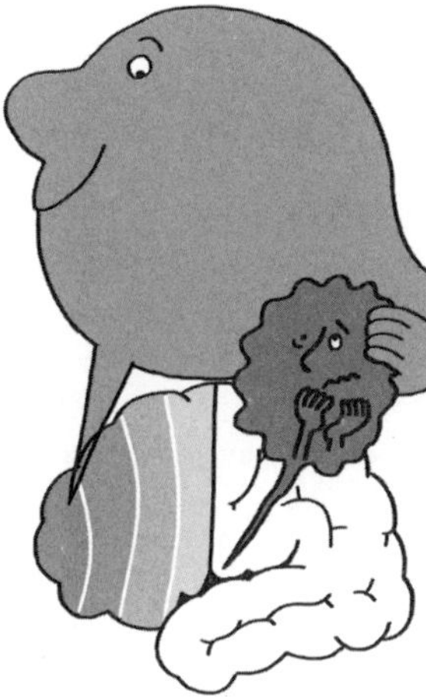

（※45），腦島跟rlPFC的位置相比，是位在比較後側的地方。從前述的「級聯模型」也可看出，無根據自信的大腦機能層級遠高於風險評估。

從級聯模型的另一個特點，也就是「前側的部位在處理訊息時，會包含後側的訊息」來看，真正的無根據自信，其實是在大腦評估風險之後，才作出了「船到橋頭自然直」的樂觀判斷。

有些人願意不斷嘗試一些乍看之下有勇無謀的事，有些人總是不斷追求著有如天方夜譚般的美夢。成功的機率很低，這一點他們自己心裡也很清楚，只因他們早已風險評估過了。

他們壓抑下了風險評估所帶來的不安與恐懼。為了在那模糊、未知、充滿不確定性的世界展開一場冒險，他們找到了希望，毫無理由地相信自己能夠做得到。這是非常高度的大腦機能。正是這樣的機能，才能將負面壓力轉換為正面壓力，既柔軟又頑固地面對任何事情，提高了開創新價值的可能性。

人工智慧不會對1%的可能性下賭注

這一點，也可以從人類投注關心的機制來說明。

我們的大腦會特別關注為自己帶來危險的訊號。任何充滿了魅力的快樂訊息，都贏不了危險訊號。例如，正在觀賞一場非常好看的電影時，如果有個男人拿著手槍闖進電影院，相信沒有人還能乖乖坐著看電影。

當然這個例子有些極端，但它證明了大腦會優先把注意力放在危險的訊號上，引導我們避開眼前的危險。本書在前面也提過很多次，大腦的前扣帶迴皮質（ACC）具有偵錯（Error Detection）的機能，且是造成負面偏見的主因。

若是從這個機制來看，挑戰新事物可說是充滿了危險訊號。如果該挑戰的成功機率只有1%，對大腦來說這根本是注定會失敗的事。我們的注意力本來就專注在危險的訊號，自然不會把注意力放在這件幾乎不可能成功的事情上。

在這樣的狀況下，大腦會認定這件事不會成功，並且還會找出不會成功的理由是什麼。大腦將完全忽視挑戰這件事的魅力、希望及樂趣，成為風險評估的奴隸，放棄挑戰這項新事物。

「既然如此，那就在挑戰新事物時，故意在腦中多想一些新事物的希望與魅力不就好了？」或許你心裡會這麼想，可要做到這一點並沒那麼容易。這也與大腦的機能特性有著很深的關係。

連續好幾次的失敗，或是挑戰成功機率非常低的事情，是一種「不知道結果會如何」、「不知道會不會成功」的高度不確定狀態。當處在這種狀態下，大腦會非常容易產生壓力反應。這也是理所當然的，畢竟大腦基本上是以避免危險為第一考量。當我們主動要做一件成功機率非常低的事情時，身體自然會產生負面的壓力反應，企圖讓自己擺脫這個念頭，這確實是相當正確的反應，大腦會產生「不確定的要素實在太多了」、

「不見得能夠成功」、「再怎麼努力也可能是白費力氣」之類的念頭，因而分泌大量的壓力激素皮質醇。

如此一來，杏仁核的活動就會變得旺盛，降低前額葉皮質的機能。不僅沒有毫無根據的自信，甚至還無法冷靜思考。大腦機能會處於無法運作的狀態，當然也不可能主動且客觀地想像挑戰這件事的希望與魅力。在挑戰新事物卻失敗好幾次之後，便很難把注意力放在希望上。

由此可知，雖然沒有根據的自信相當重要，但這個能力觸及了各種不同的大腦機能，因此想要獲得它並不是一件容易的事。

真正沒有根據的自信，必須是建立在能夠從過去經驗及各種資訊推測出風險的前提之下。雖然知道風險，卻還是能壓抑伴隨風險而來的不安與恐懼情緒，阻止自己思考做不到的理由或藉口，對於失敗及周圍的冷嘲熱諷所造成的壓力也能夠柔軟應對，內心不斷想像著實現理想的景象，胸中永遠懷抱著強烈的希望。這才是真正沒有根據的自信。

沒有根據的自信，是我們人類最偉大的能力之一。**聰明的人工智慧，絕對不會選擇做**

一件機率只有1%的事，因為成功率實在太低了。但是，人類卻能夠讓1%的機率不再是1%。

在耗費所有的努力之下，想要改變統計數字上的1%一點也不難。只要以正確的方式付出比他人多數倍的努力，1%這個機率就會隨著時間逐漸上升，不會永遠維持在1%的狀態。就算機率真的只有1%，只要挑戰一百次，也會有成功一次的機會。但是，想要一次的成功，就必須要從九十九次的失敗、大繞圈子、昏昏沉沉，以及糾葛中好好學習才行。

希望腦：如何培養毫無根據的自信

本質上，毫無根據的自信不能只是微小的希望，必須是一個非常強烈的希望。要獲得這樣的希望，必須動用許多大腦機能，進行高層次的訊息演算。這種擁有強烈希望的大腦，就是能夠像變魔法一樣，將負面壓力轉換成正面壓力的希望腦。其記憶的形成，必須透過各種不同的角度對大腦機能進行培育。

只要能夠培養出過程主導腦、彈性腦及成長主導腦，那麼，距離希望腦也就不遠了。

每天一步一腳印地培養大腦，是不可或缺的條件。

想要在模糊而抽象的世界裡培養出這些腦，恐怕頗有難度，最好必須先擁有明確的目標及目的，在朝著這些目標及目的努力的同時，也要把培養這些腦的事情牢記在心中。

例如，你可以把目標放在學校的課業上，或是報考一些乍看之下與你的夢想無關的證照。或是你可以全心全意地投入於運動或音樂上，即使你沒有打算以此作為職業。不論是何種經驗，在本質上都是學習，而且都有可能幫助你培養出過程主導腦、彈性腦及成長主導腦。

除此之外，在日常生活中還要保留一點時間，觀察那個對你來說有點神祕又模糊的世界，真誠地聆聽你心中所感受到的興趣及好奇。那應該會是一段快樂的時間，也不必思考太多，想做什麼就做什麼。等到一段時日過去，必定能夠找到屬於你自己的遠大夢想及希望。

只要抱持著這樣的心態，認真面對所有的經驗及體驗，並且從中學習。總有一天，找到了那個讓你打從心底渴望實現的遠大夢想及希望時，現在的努力必定能成為你最大的助力。

為了持續挑戰結果相當模糊且充滿不確定性的事物，你需要能夠幫助你找到過程價值及意義的過程主導腦。

跳進了那黑暗的世界裡，一次又一次的失敗、自責及外界的批判很可能會令你心中那小小的希望之火有如風中殘燭。**彈性腦能夠讓你擁有一顆永不受挫折的心。**不要對那希望之火潑冷水，應該要不斷送入新鮮的空氣，讓那把火越燒越旺。因此，**不能只是把注意力放在成功及失敗上，還需要一顆能夠追求成長的成長主導腦。**

只要擁有了這些腦，你的夢想及希望就會開始發光發熱，有如太陽般綻放光芒，不僅再也沒有人能夠澆熄，還能把自身的能量分給周遭的人。

一個擁有正面壓力的人，一方面就像太陽，一方面卻也能接收來自周遭的強大能量。當快要產生負面壓力的時候，來自周圍的光芒必定能將壓力轉換為正面壓力，形成幸福的良性循環。

成長心態訓練

——同時強化「過程主導腦」、「彈性腦」、「成長主導腦」及「希望腦」

1 設定回顧的期間

首先設定一個回顧的期間。（例：大學四年、進入公司後的前四年、進入新部門後的一年、今年度、這一季……等等）

2 寫出「什麼樣的成功／成長」

從俯瞰的角度，寫出這段期間的成功及成長。至少要想出三項成功及六項成長，簡單扼要地填入下一頁的【表1】內的「**什麼樣的成功／成長？**」欄位。或許有些人會認

表1 成功、成長的俯瞰表

成功經驗	什麼樣的成功？（簡單扼要）	before	after	開心程度	困難程度	Total
1						
2						
3						
4						
5						

成長經驗	什麼樣的成長？（簡單扼要）	before	after	開心程度	困難程度	Total
1						
2						
3						
4						
5						
6						
7						
8						
9						
10						

為「哪能寫得出那麼多」，即使再微小的成功及成長也無妨。不是他人眼中的成功及成長，而是你自己心中所感受到的成功及成長，請盡可能多想一些。關鍵在於站在俯瞰的角度，一邊深刻體會著「啊，原來我有這樣的成長」，一邊把它寫下來。咀嚼成長的滋味，是培養「成長主導腦」所不可或缺的條件。

3 寫出「起點」與「終點」

接下來，在**「before」與「after」**的欄位裡，寫出這些成功與成長的**「起點」與「終點」**（或是現在）的具體狀態。你可以邊寫邊輕聲說著「以前的我是那樣，但現在的我變成這樣了，我真是太厲害了」。讓「before」與「after」的狀態同時呈現在腦中，感受這些成功及成長的喜悅，讓大腦熟悉從經驗中獲得成長的喜悅感。

4 評分

為這些成功及成長的**「開心程度」與「困難程度」**寫出從1到10的相對分數。1是非常微小的快樂或困難，10則是非常巨大的快樂或困難。在你歷經的成長及成功之中，必定有些令你欣喜若狂，有些只帶來小小的喜悅；有些讓你吃足苦頭，有些則非常輕鬆簡單。對每一項成長及成功寫出相對分數，也是以俯瞰的角度回顧自我的成功及成長。寫出了「開心程度」與「困難程度」之後，再把這兩個分數的合計值寫在「Total」處。從這些分數的高低，便可以直接看出何種經驗能帶給自己最深刻的感受。有些分數較低的經驗，也請趁這個時候好好咀嚼其成功及成長的滋味。

5 挑選出分數最高的項目

結束了成功及成長的俯瞰之後，挑選出「Total」分數最高的項目，運用在下一個練習。既然是分數最高的項目，過程必定有一些風風雨雨，而且容易誘發情緒記憶，是個相當重要的學習機會。

6 具體寫出剛才所選擇的成功／成長的過程中所發生的點滴

從俯瞰的角度，寫出剛才所選擇的成功／成長的過程。在第313頁的【表2】上，依照回想的順序，具體地寫出「大約是在何時」及「具體發生了什麼事」。例如：印象特別深刻的事、成長的里程碑、別人對自己說的話、開心的事、小插曲、難過的事、遭遇到的挫折、遇上的瓶頸等等，依照回想的順序全部寫下來（有些事情或許乍看之下並不相關，但也可以將它當成一個主題向外延伸，寫出腦中想到的事。

7 從相對及俯瞰的角度檢視成功／成長過程中出現的情緒

以**「P」**或**「N」**的方式，寫出這些事情是**「正面（Positive）」**還是**「負面（Negative）」**。

寫完之後，以1至5的分數為這些經驗寫出相對的**「強度」**。強烈的感情波動為5，微弱的感情波動為1。接著在**「象徵的情緒」**欄裡，寫出當下的心情感受（例：興奮、不安、緊張、開心……等等）。

表2 經驗的俯瞰表

大約是在何時	具體發生了什麼事	P or N	強度	象徵的情緒

將成功／成長過程中，迂迴曲折的經驗串聯在一起

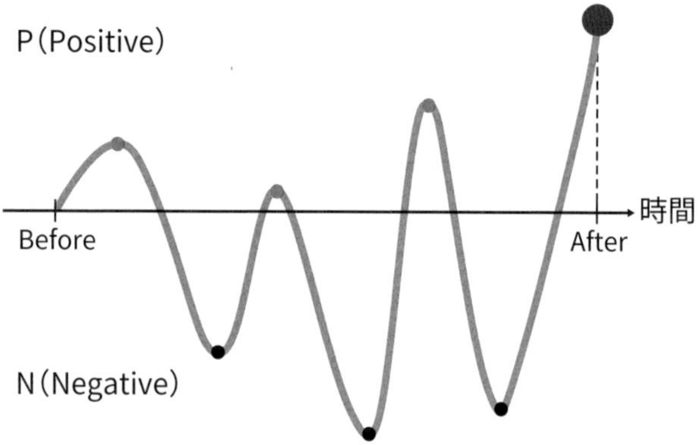

8 串聯成功／成長過程中迂迴曲折的經驗

以【表2】為依據，標出每一起事件的時間（橫軸）及PN分數（縱軸），然後用線串聯在一起，使其成為像本圖示的成功／成長曲線。畫出曲線有助於將腦中的各種經驗串在一起。沒錯，就是賈伯斯所說的「Connecting the dots」。不要讓每個回顧的記憶只是單一的點，而是要以橫貫性、俯瞰性的角度將記憶串聯成一條線。

將成功／成長過程中發生的事加以抽象化

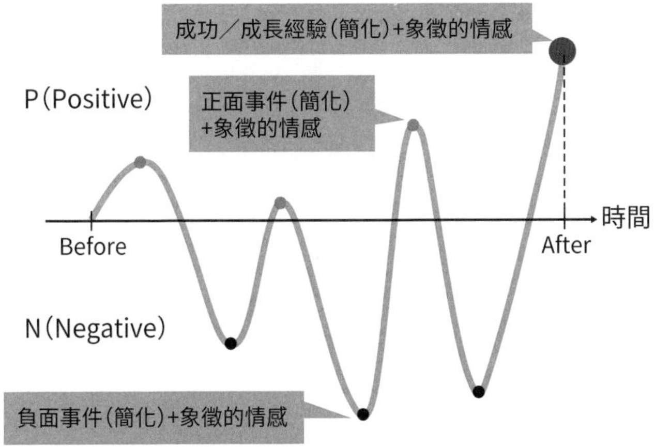

9 將成功／成長過程中發生的事加以抽象化

串起了每個點之後，分別以一句話簡明扼要地陳述每個點所發生的事。這麼做的目的，是要將【表2】所發生的具體經驗加以**【簡化（抽象化）】**。這個抽象化的步驟，正是加深大腦記憶的訣竅。先在表上具體地寫出來，接著加以抽象化，分別以一句簡短的話來代表圖上的每個點，讓這些點可以易於出現在大腦中。此外，情緒的波動也會深刻留在記憶中，所以**「象徵的情緒」**也要寫出來。

10 為這個成功／成長的故事下標題

完成了這張圖之後，請繼續俯瞰它，然後為這場歷經的大冒險，下一個標題吧。下標題是予以抽象化的最佳手法。在構思標題時，請盡量朝著日後只要想到該標題就能立即浮現整個故事的全貌，以及其中的每個細節。而且標題最好下得有趣一點，以留下深刻的印象。這也是能在腦中形成記憶的步驟之一（或是你也可以試著為這個故事繪製一個圖騰，或是其他抽象化的象徵，不見得要使用語言）。

11 將成功／成長的正面軌跡烙印在腦中

首先，你應該盡可能地在腦中回想終點的喜悅，同時也要一一仔細回想過程中所發生的正面插曲。之所以能夠獲得這樣的成長或成功，那麼，這些正面插曲肯定也是相當重要的助力。藉由這樣的方式，大腦會感受到結果並非是唯一的重點，過程也相當具價值及意義。過程中的那些正向的情緒，以及帶來的成長或成功深刻體會，能夠讓你培養出**「過程主導腦」**，而不再是結果主導腦。

12 將成功／成長的負面軌跡烙印在腦中

請參考上一步，盡可能地在腦中回想終點的喜悅，但這次是要回想過程中所發生的負面插曲。你能夠獲得如此重大的成功，過程中的負面插曲肯定也功不可沒。這時，你可以想著「唉，那時候真是痛苦呢，但是我現在有了這麼大的成長（成功）」。請對那些為自己帶來了巨大成長的痛苦及壓力抱持感謝之意，一邊笑著談論這件事，一邊仔細回想，讓心中的欣慰之情自然流露。在這個瞬間，大腦會記住當初的痛苦、糾葛及壓力是讓自己成長的重要元素。如果在失敗之後，只是針對失敗的那個點進行反省，絕對無法讓大腦產生這樣的體會。必須要在獲得成功或成長的時候，回想過程中的那些痛苦回憶，讓這兩個訊息在腦中「同時激發」，將記憶綁定在一起，才能培養出能夠創造正面壓力的**「彈性腦」**。當腦中有著「失敗、痛苦及壓力也是成長及成功的一部分」的強烈記憶時，就算再次遭遇挫折，仍能維持前進的動力，這就是彈性腦的最大優勢。而且就在此時，還會培養出能夠把注意力放在夢想及希望上，不過度在意風險及缺陷的「希望腦」。請一邊做著「連線」的動作，一邊清楚地意識到這一點。如果可以跟同伴們分享，將更具效果。

標題：

※ 為你的成功／成長下一個標題吧（步驟 10）

※ 畫出成功／成長的過程曲線（步驟8）、將正面事件及負面事件加以語言化及抽象化（步驟9）、將這些事件與成功／成長綁定在一起，在腦中留下深刻印象（步驟11、12）

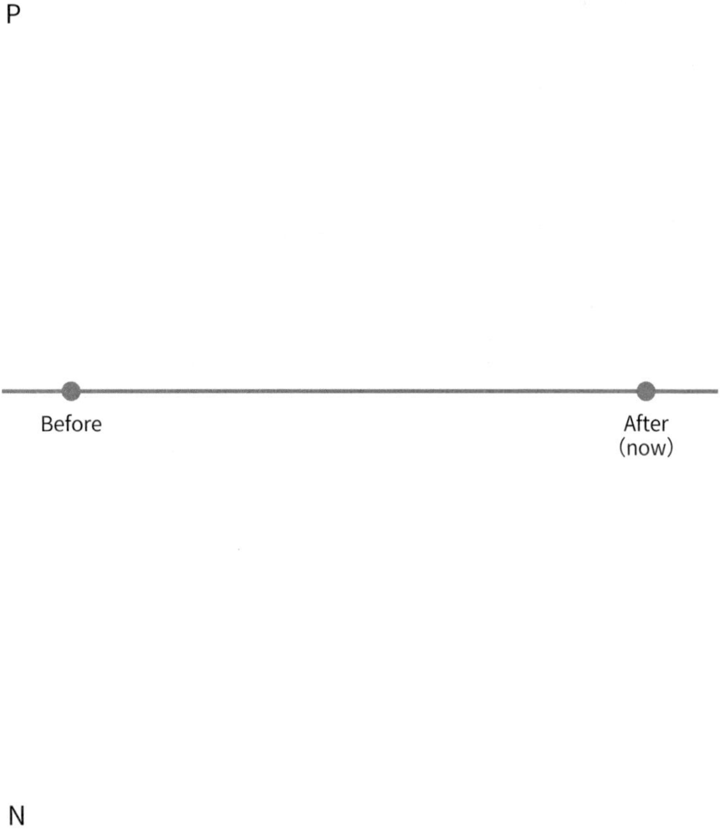

團體練習

——建立起將壓力轉換為助力的環境

前面的做法都是透過回顧，將壓力的效果與自己的經驗鏈結在一起。但如果可以的話，試著在團隊裡分享這個「壓力故事」，這麼做必定能帶來更好的效果。在建立團隊時，有幾點必須注意。

1 成員必須全是希望將壓力轉換為助力的人

團隊都是由**希望將壓力轉換為助力的人集合而成**，這點相當重要。邀集志同道合的人一起學習，將壓力轉換為助力的效果會更加明顯。若有少數幾個排斥壓力的成員也無妨，只是必須多花上一些時間才能讓團隊的機能成熟。如果把我們有限的時間及注意力放在那樣的人身上，可能會與「將壓力轉換為助力」的目標背道而馳。如果你非常希望能夠將壓力轉換為助力，請盡可能邀集同樣希望將壓力轉換為助力的人來加入團隊。

2 接納壓力反應的差異

過程中必須隨時謹記「每個人的壓力反應都不一樣」的觀念，如果忘記了，成員之間就很容易出現「怎麼會是這樣的反應」或是「你的想法不太對」的批判性負面偏見。

因此，在組成團隊時，一定要再三確認「所有成員都能接受每個人的壓力反應都不一樣」。不僅如此，成員之間還要互相確認所有人都具備了**「自己與他人的壓力反應的差異，也是重要的學習要素」**的觀念。這麼一來，當遇上壓力反應的差異時，就能夠學到「原來如此，雖然我這麼想，但別人有不同的想法」這種多元化的觀點，有助於對自己的想法特徵有更加俯瞰性的瞭解。

3 打造正面偏見的環境

正面偏見會用到我們較少使用的大腦部位，所以更需要打造適當環境，多多誘發出正面偏見，而非日常生活中相當容易出現的負面偏見。該如何製造出正面偏見的環境，訣竅就在於**回應他人的時候，應該要秉持「美好」、「認同」、「獨特」及「學習」這四個觀點**。例如聽到他人的發言之後，打從心底覺得「好棒」、「我也有同感」，並且真誠地把感受告知對方。這麼一來，對方就會產生正面的情緒，對話的內容也易於留在記憶裡。回應的詞句即使有點模糊、不夠具體也無妨，很多時候大腦感覺到「很棒」或「能夠認同」，但就是無法明確表達出那種感覺。如果能夠以語言來說明那種感覺，或是了解那種感覺從何而來，有助於強化專門監控內部感覺的警覺網路，即使無法清楚解釋，也不用抱持否定的心態，或是勉強自己一定要交代清楚。就算只是一句「我不太會形容，但我覺得很棒」，也是十分重要的分享訊息。此外，每一名成員都要分享來自個人的壓力經驗及對壓力的看法、感受。對於這樣的「差異」，請務必抱持「學習」的心態，不要加以「批評」。請試著將這些差異組合成對方的個人特質。如此一來，對方也能夠客觀地發現「原來我的看法、想法或感受與別人不一樣」。更重要的是，虛心地接納對學習會有相當大的幫助。

4 對於失敗及痛苦抱持感謝之心

團隊成員共同抱持「對分享失敗及痛苦抱持感謝之心」的心態也是相當重要的。在許多教育環境或職場上，失敗往往會引來負面的評價，想要將壓力轉換為助力，我們必須反其道而行。**正因為「失敗」容易招致負面評價，更應該對勇敢說出口的同伴抱持感謝之心。**對於聆聽者來說，這些「失敗」都是相當重要的學習機會。面對痛苦及壓力，是最為脆弱的狀態，因此，更應該要感謝分享者願意坦然露出自己脆弱的一面。接著，請互相提醒對方「勇於挑戰痛苦及壓力能夠讓自己成長」，一同懷抱感恩之心。像這樣刻意安排一個能夠誘發正面情緒及學習機會的環境，便容易將壓力轉換為助力、促進成長，讓大腦容易感受到幸福。當然這個方法並非絕對，你可以依照上述的設計理念，加入一些自己的變化。

5 定期聯繫

最後，在環境設計上還有一點相當重要，那就是**定期安排團隊的聚會，分享各自的經**

驗。擁有能夠共享正面偏見的對象及環境，對於成長及感受幸福都有非常大的助益。在第2章也曾強調過，擁有一個能夠帶來心理安全感的環境，是有助於積極挑戰及學習新事物。

建立一個將壓力轉換為助力的團隊，重點在於建立一個避風港。在這個避風港裡，自己能夠被接納，失敗也能夠被接納，大家一起向前走。目的絕對不是在於教導任何人怎麼做才是正確的。

這並不是一個讓大家詢問「怎麼做才對」的環境。一開始就順利圓滿的事情，大多沒有太大的價值。雖然跌跌撞撞，但是周遭的同伴們願意陪自己一同嘗試，願意為自己加油打氣。即使一再失敗，但每次都能從失敗中學習，感受到自己又往前了一步。當置身在這樣的環境裡，每個人都會不斷成長。正因為有一個能夠接納自己的環境，我們才會更勇於挑戰，從中獲得更多學習的機會。擁有一個心靈的避風港，就像是獲得了一股成長的推進力。

請務必找到一些志同道合的同伴，打造一個能夠分享成長與幸福喜悅的環境，共同追求各自的理想。

結語——什麼是正面壓力？

正面壓力（Happy Stress）就像是黑暗中的一道曙光。就算置身在大腦會不由自主地想要迴避的黑暗之中，卻還是能找到光芒，甚至為此冒險並感到雀躍不已。唯有正面的壓力，才能夠讓大腦進入這樣的狀態。

不管是任何領域的開拓者們，必定能夠把這種大腦的能力發揮得淋漓盡致。筆者在前文也提過，這種大腦能力就像是一種天賦，只出現在少數人的身上。

但事實上，這種即使迷失在漆黑的洞窟之中，依然能懷抱希望向前邁進，最後找到一縷光芒的能力並非與生俱來。

乍聽之下，彷彿是只有動畫主角才能擁有的能力，但，任何人都可以靠後天的努力擁有之。換句話說，**任何人都有成為英雄的機會**。

不過，並不是成為他人的英雄，而是成為自己的英雄，這意味著任何人都能成為自己的開拓者。探索自己的可能性，開拓自己的人生。唯有像這樣的探險家，才有可能在將來的某天成為他人眼中的英雄。

所謂的正面壓力，就是指能夠在（屬於自己的）未知世界中不斷前進，面對眼前的黑暗（即使那在他人的眼中並非黑暗），靠著自己的力量（而非依賴他人）點亮光芒的身體反應。

能夠與正面壓力相處融洽的人，就能夠讓這個充斥著模糊、陌生訊息的VUCA時代變成學習的寶庫，以那單純的好奇心打造出全新的世界，從中獲得新的目的。

能夠將未知的黑暗視為藏寶箱的人，抱持正面情緒的機率當然也會比較高，幸福的能量自然也隨之增加。

有些人即使被大量負面訊息包圍，也能從中找出正面的訊息。他們不會被動等待快樂上門，而是會主動尋找。他們不會只受刺激性的訊息誘發正面情緒，而是在微不足道的小事中也能找到誘發正面情緒的元素。像這樣的人，必定能為他人帶來正面情緒，成為一個人見人愛的萬人迷，進而讓自己獲得更大的幸福。

與正面壓力相處融洽的能力，絕非只能提高各方面的能力表現而已。它能夠讓我們的人生變得多采多姿，還能更加幸福快樂，可說是極為重要的能力。

日本的上皇后[8]美智子曾說過這麼一句話——

「我們要培育的不是幸福的孩子，而是不論有何際遇都能感到幸福的孩子。」

沒錯，能夠善用正面壓力的人，絕對不需要他人特地安排什麼特別的環境。就算是在他人眼裡極度悲慘、不幸的黑暗世界，在他們眼中也會變成受到光芒籠罩的溫暖世界。

還記得本書的一開頭就曾說過，壓力有點像是「住在附近的一個看起來有點凶的大哥哥」。在讀完這本書後，希望你能對壓力有較深入的理解，感受到其人情味及耿直的性情，發現它是我們最值得信賴的夥伴。

本書並不是鑽研科學的專業書籍，卻使用了不少的專業術語。我由衷感謝你拿起了這本有點艱深的書並且讀到了最後。

最後，我要感謝我的妻子及女兒。在撰稿過程中，我屢次遭負面壓力糾纏，全靠她們不斷為我加油打氣；還要感謝我的父母及弟弟。我能夠毫無目的地過著這種受好奇心主導的人生，全靠他們的支持與信任，在此致上我最深的謝意。

青砥瑞人

8　編註：此為日本的正式稱呼，但華人一般習慣稱呼皇帝的母親為「皇太后」。

◉ **警覺網路（Salience Network）**

主要由前扣帶迴皮質（ACC）及前島（AI）負責的腦部神經網路。具備「察覺」身體內部各種反應的機能。此外，亦肩負起在「預設模式網路」（在無意識介入情況下自動進行訊息處理並下達指示的網路），以及「中央執行網路」（主動意識介入情況下特別活躍的網路）之間進行切換的職責。

——P26、P27、P48、P59、P69、P70、P71、P227、P235、P321

◉ **髓鞘（Myelin Sheath）**

包覆在神經細胞軸突外側的膜。當反覆使用相同的神經細胞，髓鞘就會變厚。髓鞘是絕緣體，越厚則電流自軸突外漏的機率就越低，精確傳遞訊息的機率就會提升。

—— P185、P187、P189、P191、P234

◉ 壓力中介（Stressmediator，或稱壓力反應）

讓我們感受到壓力的徵兆，亦即體內或腦內所發生的變化。簡單來說，就是形成壓力的直接原因。不過，值得注意的是就算體內產生了壓力反應，如果沒有察覺到，還是不能視為有壓力。

◉ 壓力源（Stressor）

是指會帶來壓力反應的訊息或刺激，可視之為壓力的間接原因，細分為外因性壓力源及內因性壓力源。

◉ 額葉（Frontal Lobe）

大腦皮質大致上可區分為額葉、枕葉（Occipital Lobe）、頂葉（Parietal lobe）及顳葉（Temporal lobe）。額葉位在大腦的前側，是靈長類動物進化相當明顯的大腦部位，主要負責高層次的運動及認知機能。

◉ **預設模式網路（Default mode Network）**
主要由腹內側前額葉皮質（vmPFC）與後扣帶迴皮質（PCC）負責控制的神經網路。與記憶有著密不可分的關係，可視之為讓大腦依照過去的經驗及記憶採取行動及作出判斷的網路。當投注關心於自身訊息（記憶）時，預設模式網路的活動會特別旺盛。
—— P66、P67、P68、P70、P71、P72、P76、P91、P235、P239、P245、P247、P248、P249、P258、P288

◉ **預測落差／期待落差**
基於過去的經驗或記憶，或有意、或無意地產生對報酬的預測或期待，其與實際得到的報酬之間的落差。這個落差很有可能會成為心理性壓力源，引發壓力反應。
—— P108、P109

◉ **認知偏見（Cognitive bias）**
因自身的固執或受周遭環境影響而產生的思想或判斷上的偏差。
—— P156

◉ **語意記憶（Semantic Memory）**
一種陳述性記憶（Declarative Memory，是指在意識狀態下，以印象或語言的形式加以回想，並且能夠陳述其內容的記憶）。包含語言詞句的意義，以及一般性的知識、常識的記憶。當我們在背誦某段內容時，這些內容都會儲存在語意記憶內。
—— P184

◉ **價值記憶**
伴隨感受與情緒的經驗受到強力模式化的記憶。主要為出現在vmPFC的強烈反應。能夠形成每個人獨有的價值觀，對情緒的發生及思考、行動有著深遠的影響。
—— P117、P122、P123

◉ **鄧克效應（Dunning-Kruger effect）**
又稱為「優越錯覺」，能力差的人往往會對自己的言行或外貌作出過高的評價。
—— P294、P295、P296

◉ **樹突（Dendrite）**
神經細胞所擁有的樹枝狀突起物。通常數量非常多，可接收來自其他細胞的訊息。接收到的訊息在經過整合後會傳入細胞體。
—— P187

◉ **壓力（Stress）**
讓我們認定為「壓力」的壓力反應。此外，亦可指大腦意識到了體內或腦內在不知不覺中產生了壓力反應的狀態。

◉ **軸突（Axon）**
神經細胞所擁有的突狀結構。通常會有一根特別粗，內側可傳遞電流訊號。
—— P185、P187

◉ **催產素（Oxytocin）**
常被稱作「愛情激素」、「愛的分子」或「擁抱激素」的神經傳導物質。當做出擁抱的動作時，腦下垂體（Hypophyse）就會分泌出催產素。這種化學物質非常重要，因為它可以讓我們感受到與他人之間的親近感或距離感。
—— P146、P147、P148、P149、P150、P151、P159

◉ **意識（Awareness）**
指察覺自身內部反應的能力。例如當意識到糾葛所造成的壓力反應，就能夠深化我們的學習，並且主動避免形成慢性壓力。
—— P237

◉ **感覺神經（Sensory nerve）**
屬於末梢神經系統的一部分，包含各種將身體及內臟的感覺及來自外界的訊息傳遞至大腦、脊髓等中樞神經的神經系統。
—— P186

◉ **腦下垂體（Hypophyse）**
負責管理各種激素的部位。腦下垂體的前側會釋放出腎上腺皮質（Adrenal Cortex）刺激激素，誘使腎上腺皮質分泌壓力激素（Stress Hormone）。
—— P146

◉ **腦島（Insula）**
位於顳葉（Temporal lobe）與頂葉（Parietal lobe）交界處凹槽的後側。具有監控自身內在感受及情緒狀態的機能。還可細分為前側、中央及後側三個部位。前側的機能為主觀定義經驗及知覺，後側的機能為感受心臟、肌肉、腎臟、膀胱等身體內部的感覺狀態。中央部位的機能，則是連繫前側、後側、杏仁核等部位，對感覺及情緒進行多樣化的整合。
—— P118、P300、P301

◉ **過程主導**
在面對或挑戰某事物時，認為過程的價值及意義比結果更加重要的想法。當擁有過程主導腦，即使挑戰的事物有著模糊且不確定的結果，依然能夠維持積極性及幹勁。
—— P260、P261、P263、P264、P265、P266、P267、P269、P271、P274、P277、P280、P281、P306、P307、P308、P316

◉ **情緒記憶（Emotional Memory）**
掌管喜怒哀樂等情緒的記憶，主要保存於杏仁核（Amygdala）。大腦在記憶的時候，不會只記住發生了什麼事，還會把當下的情緒也記錄下來。
—— P31、P55、P63、P93、P116、P117、P122、P153、P184、P245、P246、P262、P263、P265、P268、P276、P279、P284、P285、P311

◉ **細胞突觸（Synapse）**
負責遞送訊號的神經細胞，與負責接收的神經細胞之間的接合部位。能夠藉由放出及接收神經傳導物質來傳遞訊息。
—— P28、P29

◉ **細胞體**
扣除了神經細胞上負責傳送訊號的突起物的剩下部分。指包含細胞核的神經細胞本體。
—— P187

◉ **短期記憶**
只能維持數秒鐘至數十分鐘的記憶。

◉ **程式性記憶（Procedural Memory）**
長期記憶的種類之一，非陳述記憶。例如運動技能之類，不需要思考就可以獲得或重現的記憶。
—— P186

◉ **結果主導**
在能夠預期結果的前提下，由對結果的期待所誘發的幹勁與動力。
—— P261、P262、P263、P264

◉ **絕緣體**
不容易導電的物質。神經細胞上頭覆蓋軸突的髓鞘為絕緣體，因此當髓鞘變厚，訊息的傳導精確度就會提高。如此一來，大腦花在訊息處理上的能量就會減少。
—— P185

◉ **腎上腺皮質（Adrenal Cortex）**
腎上腺（腎臟上方的小組織）周圍的部分。透過分泌腎上腺皮質激素，可降低壓力反應。
—— P81

◉ **貼上標籤**
即英文的Labeling。在本書中是指將非語言的概念轉化為語言。
—— P98、P100、P154、P163

會出現亢奮或抑制之類的反應。如正腎上腺素（Noradrenaline）、血清素（Serotonin）、多巴胺（Dopamine）等皆屬於神經傳導物質。

—— P128、P186、P189、P191、P205、P208、P212

◉ 神經新生（Neurogenesis）

產生新的神經細胞。過去學界長期認為成年人不會生出新的神經細胞，但近年來的研究發現，海馬迴等部位在成年之後還是會持續進行神經新生。

—— P171、P195

◉ 級聯模型（Cascade Model）

示意前額葉皮質（Prefrontal Cortex）階層結構的模型。Cascade是指好幾段相連的小瀑布，引申為相同的物體像串珠般連在一起，或是具有連鎖性或階層性的結構。在此是用來形容前額葉皮質的前側所處理的訊息比後側更加高等的階層結構。

—— P299、P301

◉ 記憶主導

以過去的記憶及行為舉止，作為感受、思考、判斷及行動的準則及依據。

—— P68

◉ 記憶痕跡（Memory Trace）

當經歷了某起事件後，特定的神經細胞群會受到活化，在大腦內留下物理性結構變化的痕跡。

—— P12、P17、P29、P30、P68、P71、P180、P181、P182、P183、P184、P185、P187、P221、P225、P228、P234、P239、P244、P245、P247、P248、P263、P286、P288

◉ 副交感神經系統（Parasympathetic System）

自律神經的一種。當需要「休息（Rest）」或「消化（Digest）」的時候，會掌握主導權的神經系統。副交感神經是有助於儲存能量的重要神經系統。

—— P137、P138、P139、P140、P142、P143、P144、P158、P159

◉ 情節記憶（Episodic memory）

此為陳述性記憶（Declarative Memory，是指在意識狀態下，以印象或語言的形式加以回想，並且能夠陳述其內容的記憶）的一種。與過去經驗有關的記憶。

—— P30、P55、P116、P117、P122、P152、P153、P184、P245、P262、P268、P284、P285

◉ 情緒反應記憶

同情緒記憶。

—— P116

負責合成新蛋白質之類的重要任務。
—— P8、P187

◉ 海馬迴（Hippocampus）
主要掌管情節記憶（Episodic memory）及空間感的大腦部位。屬於大腦邊緣系統（Limbic System）的一部分。
—— P30、P31、P55、P57、P116、P117、P152、P153、P195、P246、P249、P276

◉ 神經生長因子（NGF）
對神經細胞的分裂及成長有所幫助的蛋白質。此外，亦有提升免疫力、協調身心狀態的效果。
—— P171、P218

◉ 神經科學（Neuroscience）
自然科學的領域之一，主要研究的是包含大腦在內的神經系統。從微觀及宏觀兩方面的角度，探討人類或其他動物的記憶、認知、情緒及判斷機制等重要議題。近年來常與人工智慧（AI）等其他領域合作，提出各種嶄新的研究成果，例如人類如何認知這個世界，以及如何產生相互作用等等。
—— P28、P38、P39、P41、P42、P74、P99、P140、P152、P181、P186、P197、P259、P274

◉ 神經修剪（Pruning）
經常使用的神經突觸會越來越強韌，而極少使用的神經突觸則會消失。據推測，這是為了不浪費大腦的能量。
—— P28、P196、P229

◉ 神經迴路（Neural circuit）
大量神經細胞藉由突觸所串聯起來的網路結構。最早是以遺傳設定大致成形，再透過實際的神經活動重新整編並漸趨成熟。成年之後依然有可能會改變。
—— P74、P101、P116、P188、P189、P190、P191、P192、P193、P196、P201、P222、P223、P224、P229、P230、P250

◉ 神經細胞（Neuron）
組成神經系統的基本單位。由細胞體、樹突、軸突所組成，專門進行訊息處理及訊息傳遞。據推測，人類的大腦中約有一千億個神經細胞。
—— P28、P29、P30、P55、P69、P73、P74、P75、P117、P171、P182、P184、P185、P186、P187、P188、P189、P190、P191、P192、P196、P198、P199、P218、P224、P230、P231、P245、P247、P259、P266、P276、P279、P287

◉ 神經傳導物質（Neurotransmitter）
由負責傳遞訊息的神經細胞朝著突觸放出的化學物質。接收到訊息的細胞，

◉ **受體（receptor）**
負責自體內的化學物質接收訊息的結構體。擁有特殊的立體結構，能夠接收來自化學物質的訊號。
—— P40、P81、P186、P189、P191、P234

◉ **定型心態（Fixed Mindset）**
認為人的能力是固定的，沒有辦法靠努力及累積經驗來改變的想法。
—— P223

◉ **物理性壓力源**
由觸覺、視覺或聽覺所接收的壓力源，例如接觸、寒冷刺激、疼痛信號，或是光波、音波等。
—— P52、P53

◉ **長期記憶**
維持超過一年以上時間的記憶。據研究長期記憶與短期記憶不管是儲存位置還是記憶機制都大相逕庭。長期記憶還可細分為陳述記憶（情節記憶、語意記憶）與非陳述記憶（程式性記憶〔Procedural Memory〕、促發效應〔Priming〕等）。
—— P67、P91、P117、P192

◉ **長期記憶化的神經細胞**
受到重覆使用的特定神經迴路之中，訊息傳導效率極高的神經細胞。
—— P188、P189

◉ **後設認知**
英文是Metacognition，其中的Meta是指「高度的、高次元的」。「後設認知」就像是「認知的認知」，也就是對自我的想法、感受、記憶及判斷的一種認知。
—— P164、P264、P271

◉ **恆定性（Homeostasis）**
身體或大腦即使因來自外界的刺激或環境的改變而發生變化，也會自動嘗試恢復原狀。是生物體內與生俱來的性質之一。
—— P48、P49、P50、P128、P136、P140

◉ **負面偏見（Nagativity Bias）**
認知偏見的一種。我們的注意力會優先傾向負面的事物，而非正面的事物。
—— P15、P16、P17、P18、P20、P22、P31、P36、P56、P85、P108、P171、P182、P243、P244、P272、P302、P320、P321

◉ **核／神經核**
位於神經細胞的本體（細胞體）的中央，帶有DNA等遺傳訊息，在神經細胞內部

—— P121、P122、P123、P124、P125

◉ 多巴胺（Dopamine）
主要由腹側蓋區（VTA）與黑質（Substantia nigra）分泌的神經傳導物質。當我們在追求或關注某事時，就會分泌出多巴胺，以提升幹勁。此外，研究亦指出受多巴胺影響的神經細胞，其記憶能力會增強，對學習面來說也相當重要。

—— P83、P158、P159、P166、P203、P207、P208、P210、P211、P212、P213、P214、P215、P216、P217、P218、P220、P221、P258

◉ 安慰劑效應（Placebo Effect）
原意為對病患使用藥理學上不可能有效的藥劑（偽藥），卻出現了療效。亦可引伸為因強大的信念而引發了理論上不可能發生的現象或結果。

—— P59

◉ 成長心態（Growth Mindset）
認為自己的能力及智慧能夠隨著努力及經驗累積而增強的心態。

—— P13、P224、P280、P281、P286、P308

◉ 自律神經系統（Autonomic Nervous System）
不受自我意志控制的神經系統。主要掌管消化、血液流動等維持生命的重要機能。還可細分為交感神經及副交感神經兩大類。

—— P8、P47、P137

◉ 血清素（Serotonin）
當我們感覺到放鬆或平靜時，大腦會下令分泌的神經傳導物質。主要機能為控制心情及維持精神安定。當血清素不足時，容易出現壓力障礙、憂鬱、睡眠障礙等症狀。

—— P131、P132、P133、P134、P135、P136、P140、P158、P159

◉ 杏仁核（Amygdala）
位於大腦顳葉的內側，在海馬迴稍微內前方的一對左右對稱的杏仁狀器官。杏仁核的活動會因為不安及恐懼而變得旺盛，對於不安及恐懼的情緒會造成相當大的影響。此外，杏仁核還具有儲存情緒相關記憶的機能。

—— P31、P32、P47、P55、P81、P83、P116、P117、P118、P153、P227、P272、P276、P304

◉ 兒茶酚胺（Catecholamine）
壓力激素中的特定族群，包含正腎上腺素（Noradrenaline）及多巴胺（Dopamine）。當血中濃度提升時，會出現脈搏加快、送往骨骼肌的血液量增加等效果。與交感神經互相搭配下，能提高人體各方面的能力。

—— P170

—— P47、P171、P203、P218、P219、P221

◉ 外因性壓力源

又分為物理性壓力源及化學性壓力源，因五官感受而造成的壓力源。

—— P46、P47

◉ 正腎上腺素（Noradrenaline）

一種神經傳導物質。當交感神經作出「戰鬥或逃走」的反應時，就會分泌出正腎上腺素。在感受到負擔時，正腎上腺素能夠讓身體陷入亢奮狀態，有助於提升生產力及運動能力。

—— P55、P83、P207、P208、P209、P210、P211、P212、P213、P215

◉ 生物性壓力源

由發炎、感染或飢餓所引發的壓力反應。

—— P52、P53、P54、P106

◉ 皮質酮（Cortisone）

一種類固醇激素（Steroid Hormone），屬於皮質類固醇（Corticosteroids）。同時亦是皮質醇的前驅物（Precursor）。皮質醇為活性體，皮質酮則為非活性體。

—— P135

◉ 皮質醇（Cortisol）

腎上腺皮質激素（Adrenocortical Hormones）之一的糖皮質素（Glucocorticoid）的一種。對全身的許多內臟器官都會發揮作用，影響糖質、脂質、蛋白質的代謝，另外還有提升血糖值、抑制體內發炎或過敏反應的效果。一旦壓力過大時，可能會導致代謝失衡，造成身心的不良影響。

—— P47、P57、P81、P118、P135、P144、P145、P170、P208、P211、P304

◉ 交感神經系統（Sympathetic Nervous System）

自律神經的一種。負責Fight（戰鬥）或Flight（逃走）的神經系統。能夠加快心臟跳動，使血液加速流通，讓葡萄糖（能量來源）能夠更快速被送往全身。此外還能擴張膀胱，降低想要排尿的慾望。

—— P66、P164、P165、P166、P167、P169、P171、P199、P238、P240

◉ 同時受到激發的神經細胞會串聯在一起

等同於Neurons that fire together wire together。

—— P73、P74、P75、P259、P266、P276

◉ 回報偏見

當我們為某人做了某事後，便會不由自主地期待對方的回報。當這個反應太過強烈，我們就很難秉持健全的奉獻之心，與對方的信賴關係也難以維持。

◉ **內生性大麻（Endocannabinoid）**
性質類似大麻的內因性快樂物質。可透過運動誘發分泌，為大腦帶來快樂並減緩壓力。目前學界正在研究這種物質與跑步者高潮（Runner's High）的關係。
—— P215、P216、P217、P220

◉ **內因性壓力源**
來自於自身內側的壓力源。例如回想起遭上司責罵，因而產生了壓力反應。還可細分為生物性壓力源及心理性壓力源。
—— P46、P47

◉ **化學性壓力源**
因味覺或嗅覺而造成的壓力源。
—— P52、P53

◉ **心理安全狀態**
能夠安心思考或採取行動，並不會感到恐懼或不安的狀態。如果沒有辦法維持心理安全狀態，杏仁核的活動會變得旺盛，而前額葉皮質的機能則會減退，如此一來，就很容易陷入情緒反應，在面對問題時無法採取適當的行動。
—— P5、P80、P81、P83、P84、P95、P96

◉ **心理性壓力源**
因不安、煩惱及回憶而引發負面情緒的內因性壓力源。
—— P52、P53、P54、P55、P106

◉ **心態（mindset）**
對某些事物的基本想法。當我們說「秉持某種心態」時，代表隨時提醒自己要有這樣的想法；若是說「抱持某種心態」時，代表這樣的想法早已存在心中，不必特地思考。
—— P59、P60、P61、P65、P66、P71、P77、P108、P112、P121、P122、P127、P157、P176、P183、P191、P206、P222、P226、P228、P232、P240、P244、P251、P258、P274、P284、P286、P306、P321、P322

◉ **主導（Driven）**
原文為Driven，即Drive的過去分詞，引申為受其主導、以其為原動力的意思。
—— P68、P138、P140、P142、P247、P260、P261、P262、P263、P264、P265、P266、P267、P268、P269、P271、P274、P277、P280、P281、P287、P288、P298、P306、P307、P308、P310、P316

◉ **去氫表雄固酮（Dehydroepiandrosterone，DHEA）**
一種壓力激素。能夠對神經生長因子（NGF）發揮作用，防止神經細胞壞死，幫助合成新的神經細胞（神經新生，Neurogenesis），對維護神經迴路有所助益。

◉ **Well-being**

是指充分且持續感受到幸福的狀態。藉由察覺生活周遭的小幸福，或是回憶及咀嚼過去的幸福經驗，能夠主動建立起Well-being的狀態。這可是生活在VUCA時代所不可或缺的重要概念。

—— P49

以下將依照筆畫順序來安排前後

◉ **（大腦的）模式學習**

與經驗或知識有關的記憶，大腦會試圖從中找出規則或共通特徵的現象。根據近年來的研究，模式學習是由海馬迴的後側至前側所負責，越接近海馬迴的前側，抽象化的程度就越高，而且記憶會越強烈。

—— P245、P246

◉ **β內嗎啡（β-endorphin）**

在腦內合成的一種類似嗎啡的快樂物質。鎮痛效果是嗎啡的數倍，能夠讓心情變得亢奮，獲得幸福感。β內嗎啡能夠抑制依核（NACC）的運作，而當依核受到抑制，腹側蓋區（VTA）分泌多巴胺的機能就不會受到依核抑制，如此一來，大腦就能維持在持續分泌多巴胺的狀態。例如吃喜歡吃的美食，聽音樂，或是置身在自己喜歡的環境裡，都能促使體內分泌出β內嗎啡。

—— P128、P129、P134、P135、P158、P159、P203、P215、P216、P217、P220

◉ **大腦邊緣系統（Limbic System）**

位於大腦中央的結構體。海馬迴及杏仁核也都屬於大腦邊緣系統的一部分，主要負責掌控情緒及記憶。

—— P8

◉ **不確定性主導**

指以「不確定性」為原動力。根據近年來的研究顯示，當我們基於不確定性主導而進行探索行為時，額葉的部分位置發揮了相當重要的機能。

—— P298

◉ **中央執行網路（Central Executive Network）**

主要由dlPFC與後側頂葉所掌控的神經網路系統，相當於大腦的司令塔。當我們主動把注意力投入在某件事情上，或是刻意思考某件事時，都會運用到中央執行網路。

—— P66、P67、P68、P69、P70、P71、P72、P82、P91、P213、P227、P235、P247、P282、P285、P288

◉ **PCC**

後扣帶迴皮質，即Posterior Cingulate Cortex的縮寫。在解剖學上與前扣帶迴皮質（ACC）相連，位於其後方。負責預設模式網路的部位之一。與海馬迴互相聯繫，是處理記憶的重要部位。

—— P235

◉ **PFC／dlPFC／rlPFC／vmPFC**

前額葉皮質，即Prefrontal Cortex的縮寫。擁有許多高層次的演算處理機能。PFC還可以分為許多部位，dl、rl、vm都是細部的稱呼。d是背側，v是腹側，l是外側，m是內側，r是前（吻）側。因此，dlPFC是背外側前額葉皮質，rlPFC是前側外側前額葉皮質，vmPFC是腹內側前額葉皮質。dlPFC主要掌管主動意識的注意及思考，rlPFC主要掌管模式學習及認知，vmPFC主要掌管瞬間的判斷及一部分的預設模式網路。

—— P8、P14、P82、P83、P84、P86、P88、P90、P110、P118、P170、P195、P244、P249、P282、P298、P299、P301、P304

◉ **RAS**

網狀活化系統，即Reticular Activating System的縮寫。蒐集來自全身各處大量訊息，加以分類及篩選。

—— P8、P9

◉ **Use it or Lose it.**

用了就會連結，不用就會消失，是神經科學的重要原則之一，經常用來形容神經的可塑性（神經細胞是可以改變的），即描述腦中神經細胞之間互相連結的突觸的變化。當神經細胞經常使用，突觸就會連結在一起，但如果一直沒有使用，突觸並不是會維持原狀，而是會Lose，也就是消失。

—— P27、P28、P56、P85、P181、P196、P197、P259

◉ **VTA**

腹側蓋區，即Ventral tegmental Area的縮寫。負責為大腦邊緣系統及大腦皮質提供多巴胺。對我們的幹勁、認知機能及行動有相當深遠的影響。

—— P212、P216

◉ **VUCA**

用來形容現代社會快速變化且不斷出現新事物的新創語，VUCA分別是Volatility（變動性）、Uncertainty（不確定性）、Complexity（複雜性）、Ambiguity（模糊性）的縮寫。如何培養出能夠接納這些要素且樂在其中的心態及人才，被視為現代社會的當務之急。

—— P172、P174、P176、P196、P224、P226、P251、P252、P255、P325

解釋名詞

從解剖學的角度來看，大腦各部位皆具有相當多的機能及職責，在此僅介紹與本書內容相關的專有名詞。

A～Z

◉ AI
前島（前側的腦島），即Anterior Insula的縮寫。主要的機能在於從主觀感受掌握經驗及知覺的強度。
—— P163

◉ ACC
前扣帶迴皮質，即Anterior Cingulate Cortex的縮寫。負責偵測錯誤，可確認腦中建立的資訊是否有誤。當察覺到不對勁，或是陷入糾葛狀態時，就會開始運作。
—— P13、P14、P163、P227、P235、P302

◉ Connecting the dots
原意是將點與點連起來，引申為「創新的概念皆來自於將有意義的資料或資訊（點）連接起來」。由蘋果企業創辦人史蒂夫．賈伯斯在史丹佛大學的畢業典禮上演講時提出，如今已是世界知名的概念。在本書則專指俯瞰性地掌握自身經驗中的所有重要訊息。
—— P278、P314

◉ DNA
記錄著來自父母的遺傳訊息的化學物質，有「生命之書」的別稱。
—— P189、P197、P225、P227、P297、P300

◉ NACC
依核，也被稱為依伏神經核，即Nucleus Accumbens的縮寫。主要掌管快樂及快感的反應。能夠對腹側蓋區（VTA）釋放出一種名為GABA的抑制性傳遞物，抑止多巴胺的分泌。
—— P216

◉ Neurons that fire together wire together
同時受到激發的神經細胞會串聯在一起。神經科學的重要原則之一，除了用來說明赫布理論（Hebbian theory），亦可用於說明心理學中的巴夫洛夫理論。
—— P74、P152、P259、P266、P274

※34 Lazaridis, I . , Charalampopoulos, I . , Alexaki, V. I . , Avlonitis, N., Pediaditakis, I., Efstathopoulos, P., Calogeropoulou, T., Castanas, E., & Gravanis, A. (2011). Neurosteroid dehydroepiandrosterone interacts with nerve growth factor (NGF) receptors, preventing neuronal apoptosis. PLoS biology, 9(4), e1001051.

※35 Kamin, H. S., & Kertes, D. A. (2017). Cortisol and DHEA in development and psychopathology. Hormones and Behavior, 89, 69–85.

※36 Salamone, J. D., Yohn, S. E., López-Cruz, L., San Miguel, N., & Correa, M. (2016). Activational and effort-related aspects of motivation: neural mechanisms and implications for psychopathology. Brain : a journal ofneurology, 139(Pt 5), 1325–1347.

※37 Carol S. Dweck《Mindset: The New Psychology of Success》Ballantine Books

※38 Carol S. Dweck《Mindset: The New Psychology of Success》Ballantine Books

※39 Bush, G., Luu, P., & Posner, M. I. (2000). Cognitive and emotional influences in anterior cingulate cortex. Trends in Cognitive Sciences,4(6), 215–222.

※40 Sekeres, M. J., Winocur, G., & Moscovitch, M. (2018). The hippocampus and related neocortical structures in memory transformation. Neuroscience letters, 680, 39–53.

※41 Weilbächer, R. A., & Gluth, S. (2016). The Interplay of Hippocampus and Ventromedial Prefrontal Cortex in Memory-Based Decision Making. Brainsciences, 7(1), 4.

※42 Redondo, R. L., Kim, J., Arons, A. L., Ramirez, S., Liu, X., & Tonegawa, S. (2014). Bidirectional switch of the valence associated with a hippocampal contextual memory engram. Nature, 513(7518), 426–430.

※43 Badre, D., Doll, B. B., Long, N. M., & Frank, M. J. (2012). Rostrolateral Prefrontal Cortex and Individual Differences in Uncertainty-Driven Exploration. Neuron, 73(3), 595–607.

※44 Alexander, W. H., & Brown, J. W. (2018). Frontal cortex function as derived from hierarchical predictive coding. Scientific Reports, 8(1),3843.

※45 Mohr, P. N. C., Biele, G., & Heekeren, H. R. (2010). Neural Processing of Risk. The Journal of Neuroscience : The Official Journal of the Society for Neuroscience, 30(19), 6613–6619.

書末附錄

FOSTER HAPPY STRESS
快樂壓力練習本

以下彙整了本書中介紹的所有練習。這些自我提問練習實際使用於許多學生團體、教職員研修及大企業研修活動之中。請務必有效活用，實際將壓力變成最強而有力的武器。

掃描右側的 QR code，亦可下載所有表單。

練習 | EXERCISE

01

將日常生活中一些正向訊息烙印在腦中

正文第 19 頁

注意下列幾個重點，找出大自然及日常生活中的細微正向訊息，花一些時間慢慢咀嚼其感受。

❶ 所謂的大自然，包含了動植物、人及風景。

❷ 盡可能在日常生活中進行，不要仰賴旅行這種巨大的環境變化。

❸ 我們需要的不是會讓心情劇烈起伏的驚喜和雀躍，而是要把注意力放在細微的反應上。

❹ 擁有一些「空白時間」，感受那個瞬間的舒適性，確實明白自己正處在那個狀態下。

❺ 稍微閉上眼睛，在腦中重複那樂觀、正向的感受。

將壓力的效果烙印在腦中

正文第 64 頁

注意下列幾個重點，試著將壓力的恩惠化為語言，寫出一個故事。

❶ 在過去的人生之中，自己曾在承受巨大壓力的狀態下達成何種壯舉？

❷ 達成這件事的瞬間，自己曾有何種感受？

❸ 在這段過程中承受了什麼程度的艱辛、挑戰及壓力？

❹ 在承受這些艱辛、挑戰及壓力的當下，自己有何種感受呢？

❺ 在那樣的壓力之下，為什麼還能繼續堅持下去？是否曾接受過他人的幫助？

❻ 最後，請向經歷這一連串艱辛、挑戰、壓力，卻沒有放棄的自己，以及幫助過自己的人說一聲「謝謝」作為結尾。

練習 | EXERCISE

03

「將壓力＝學習」烙印在腦中

正文第 77 頁

注意下列幾個重點，設定感受到壓力時該做的例行公事，
並且重複執行。

1. 動作必須要有獨創性。
2. 剛開始的時候，建議採用能夠輕易上手的簡單動作。
3. 一邊做著動作，一邊在心中默念能夠讓自己對壓力抱持正向心態的詞句，例如「謝謝壓力帶給我成長的力量」。
4. 每天一定要執行這個例行公事，就算只有十秒鐘也無妨。
5. 一定要真心誠意，投入全部的心思。
6. 當感受到壓力時，就執行這個例行公事，並且持之以恆。

練習 | EXERCISE 04

將「心理安全狀態」烙印在腦中

正文第 95 頁

注意以下幾個重點，寫出能夠為你帶來心理安全狀態的元素，使其清晰地浮現在腦中。

❶ 從「①人」、「②場所」、「③做什麼事情的時候」三個面向，寫出能夠為你帶來心理安全狀態的元素。若過去很少思考這個問題的人，這時也可以加入自己的想像，寫出或許能夠（或是將來能夠做的）帶來心理安全狀態的元素。

❷ 寫出「①」「②」「③」能讓你感到舒適的答案。

❸ 寫出對「①」「②」「③」的感謝之意。

練習｜EXERCISE

05

放下壓力源

正文第 100 頁

依照以下步驟，寫出你所感受到的壓力，
貼上標籤或思考應對方式，練習將壓力放下。

❶ 你現在所感覺到的壓力來自何處？就算是再微不足道的事情也可以，請全部寫下來。

❷ 仔細審視每一個項目，並貼上「沒什麼大不了」的標籤，或是思考明確的應對方式，或是告訴自己「煩惱也無濟於事」。重點是讓自己不要一直掛在心上，沒有必要勉強自己一定要解決問題。

❸ 察覺壓力源，仔細感受及咀嚼後，將其放下，最後恢復平靜的感覺。

察覺潛意識中的期待

正文第 115 頁

藉由以下步驟，從最近的日常生活裡找出潛意識中的期待。

1. 最近你是否曾經在與他人溝通時，感到憤怒或焦躁？請在紙上寫下來。
2. 你當時之所以會陷入那樣的情緒，是因為對對方抱持著什麼樣的心情？有著什麼樣的期待？同樣請寫下來。
3. 請站在客觀的立場，審視剛剛所寫下來的內容。如果那只是微不足道的小事，請貼上「沒什麼大不了」的標籤，不要再去想它。如果你發現主要的原因在於溝通不足，就寫下該如何調整自己的期待值。

練習 | EXERCISE

07

察覺成為壓力源的價值觀

正文第 119 頁

仔細回想以下四種經驗，確認自己的價值觀。

❶ 憤怒的經驗

最近你曾因什麼事情而感到非常憤怒？當時你對對方有何種要求（期待）？為什麼你的心裡會有那樣的期待？那是源自於你心中某種重要的價值觀嗎？你是因為重視什麼事情，才會感到如此憤怒？

❷ 感動的作品

什麼主題的作品（電影、書籍或其他）令你感動？親情？兄弟之情？友情？還是正義？在那部作品裡，一定有著令你受到震懾的情節，那個情節必定觸動了你心中某種很重要的感覺。仔細想想看，那是什麼感覺呢？

③ 欣賞的名言

你最欣賞的名言是什麼？如果一時之間想不出來，可以透網路搜尋。哪一句名言最讓你感觸良深？理由是什麼？那句名言必定觸及了你心中最珍惜的某種事物或經驗。

④ 尊敬的人

你最尊敬的人是誰？你對那個人抱持著什麼樣的憧憬？那憧憬必定反映出了你心中某種希望自己也能實現的願望，而那個願望必定與你最珍惜的價值觀有所關聯。

將「能夠讓你感到放鬆／身心舒暢的事物」加以視覺化及記憶化

請你仔細回想自己感覺到「放鬆／身心舒暢」的瞬間，盡可能把相關的物品／事件／人物／動物／地點／時間／姿勢等寫下來，即使是微不足道的小事也無妨。並且針對每個項目寫下「與自己的距離」（A：滿分10分）及「接觸的頻率」（I：滿分10分）的分數。

	Relax、Refresh 類	A (1→10)	I (1→10)		Relax、Refresh 類	A (1→10)	I (1→10)
1				11			
2				12			
3				13			
4				14			
5				15			
6				16			
7				17			
8				18			
9				19			
10				20			

將「能夠讓你感到有趣／產生興致的事物」加以視覺化及記憶化

請你仔細回想「讓你感到有趣或當成興趣」的事物。任何物品／事件／人物／動物／地點／時間／姿勢等都寫下來，即使是微不足道的小事也無妨。並且針對每個項目寫下「與自己的距離」（A：滿分10分）及「接觸的頻率」（I：滿分10分）的分數。

	Fun、Hobby 類	A (1→10)	I (1→10)		Fun、Hobby 類	A (1→10)	I (1→10)
1				11			
2				12			
3				13			
4				14			
5				15			
6				16			
7				17			
8				18			
9				19			
10				20			

將「你所深愛／能夠讓你感覺受到關懷的事物」加以視覺化及記憶化

請你仔細回想「你所深愛」或「讓你感覺受到關懷」的事物。任何物品／事件／人物／動物／地點／時間／姿勢等都寫下來，即使是微不足道的小事也無妨。並且針對每個項目寫下「與自己的距離」（A：滿分10分）及「接觸的頻率」（I：滿分10分）的分數。

	Love、Care 類	A (1→10)	I (1→10)		Love、Care 類	A (1→10)	I (1→10)
1				11			
2				12			
3				13			
4				14			
5				15			
6				16			
7				17			
8				18			
9				19			
10				20			

成長心態訓練

同時強化「過程主導腦」、「彈性腦」、「成長主導腦」及「希望腦」

❶ 設定回顧的期間。

首先設定一個回顧的期間。（例：大學四年、進入公司之後的前四年、這一季等）

❷ 寫出「什麼樣的成功／成長」。

至少要想出三項成功及六項成長，簡單扼要地填入 表1 內的「什麼樣的成功／成長？」欄位。

❸ 寫出「起點」與「終點」。

在 表1 內的「before」與「after」的欄位裡，寫出這些成功與成長的「起點」與「終點」（或是現在）的具體狀態。

❹ 評分。

為這些成功及成長的「開心程度」與「困難程度」寫出從1到10的分數，再把這兩個分數的合計值寫在「Total」處。

❺ 挑選出分數最高的項目。

挑選出「Total」分數最高的項目，運用在下一個練習之中。

❻ 具體寫出剛剛所選擇的成功／成長的過程中所發生的點滴。

在 表2 上，依照回想的順序，具體地寫出「大約在何時」及「發生了何事」。

❼ 從相對及俯瞰的角度檢視成功／成長過程中出現的情緒。

在 表2 上，以「P」或「N」的方式，寫出這些事情是「正面（Positive）」還是「負面（Negative）」。寫完之後，以1至5的分數為這些經驗評出「強度」。接著在「象徵的情緒」欄裡，寫出當下的心情感受。

❽ 將成功／成長過程中迂迴曲折的經驗串聯起來。

以 表2 為依據，在第16頁上標出每一起事件的大致時間（橫軸）及PN分數（縱軸），然後用線串聯在一起，繪製出成功／成長曲線（參考內文第314頁）。

❾ 將成功／成長過程中發生的事情加以抽象化。

分別以一句話簡單扼要地說明每個點所發生的事情，並且寫出當時的「象徵的情緒」（參考內文第315頁）。

❿ 為這個成功／成長的故事下一個標題。

給這個成功／成長的曲線一個標題。

⓫ 將成功／成長的正面軌跡烙印在腦中。

盡可能地在腦中回想成功／成長的喜悅，在此同時也仔細回想過程中所發生的正面插曲。

⓬ 將成功／成長的負面軌跡烙印在腦中。

盡可能地在腦中回想成功／成長的喜悅，在此同時也仔細回想過程中所發生的負面插曲。

表1 成功、成長的俯瞰表

成功經驗	什麼樣的成功？（簡單扼要）	before	after	開心程度	困難程度	Total
1						
2						
3						
4						
5						

成長經驗	什麼樣的成長？（簡單扼要）	before	after	開心程度	困難程度	Total
1						
2						
3						
4						
5						
6						
7						
8						
9						
10						

表2 經驗的俯瞰表

大約是在何時	具體發生了什麼事	P or N	強度	象徵的情緒

標題：

※ 為你的成功／成長下一個標題吧（步驟 10）

※ 畫出成功／成長的過程曲線（步驟8）、將正面事件及負面事件加以語言化及抽象化（步驟9）、將這些事件與成功／成長綁定在一起，在腦中留下深刻印象（步驟11、12）

P

Before

After
(now)

N

Happy Stress壓力是進化你大腦的「武器」

頂尖人士都知道！腦科學實證的掌握壓力「甜蜜點」方法

作　　者 I 青砥瑞人 Mizuto Aoto
譯　　者 I 李彥樺
發 行 人 I 林隆奮 Frank Lin
社　　長 I 蘇國林 Green Su

出版團隊
總 編 輯 I 葉怡慧 Carol Yeh
日文主編 I 許世璇 Kylie Hsu
責任編輯 I 鄭世佳 Josephine Cheng・李雅蓁 Maki Lee
責任行銷 I 鄧雅云 Elsa Deng
封面裝幀 I 兒日設計
版面排版 I 黃靖芳 Jing Huang

行銷統籌
業務處長 I 吳宗庭 Tim Wu
業務主任 I 蘇倍生 Benson Su
業務專員 I 鍾依娟 Irina Chung
業務秘書 I 陳曉琪 Angel Chen・莊皓雯 Gia Chuang
行銷主任 I 朱韻淑 Vina Ju

發行公司 I 悅知文化　精誠資訊股份有限公司
105台北市松山區復興北路99號12樓
訂購專線 I (02) 2719-8811
訂購傳真 I (02) 2719-7980
專屬網址 I http://www.delightpress.com.tw
悅知客服 I cs@delightpress.com.tw
ISBN：978-986-510-201-2
建議售價 I 新台幣450元　　首版一刷 I 2022年04月

國家圖書館出版品預行編目資料

Happy Stress壓力是進化你大腦的「武器」/ 青砥瑞人著；李彥樺譯.-- 初版. -- 臺北市：精誠資訊股份有限公司, 2022.04
面；　公分
ISBN 978-986-510-201-2（平裝）
1.CST: 神經學 2.CST: 神經生理學 3.CST: 壓力

415.9　　111001325

建議分類 I 心理勵志＞情緒／壓力
商業理財＞壓力與健康

參考文獻

本書的內容參考了以下研究論文及專業書籍。
在列出參考文獻的同時，亦在此致上最深的敬意。

※ 書籍以外的文獻格式採用APA第六版（省略數位物件識別碼〔Digital Object Identifier，DOI〕）。

※ 書籍則依照「作者《書名》出版社」的格式羅列。

※1 Faraguna, U., Ferrucci, M., Giorgi, F. S., & Fornai, F. (2019). Editorial:The Functional Anatomy of the Reticular Formation. Frontiers in Neuroanatomy, 13, 55.

※2 W illis, J.《Research-Based Strategies to Ignite Student Learning: Insights from a Neurologist and Classroom Teacher》Assn for Supervision & Curriculum

※3 Bush, G., Vogt, B. A., Holmes, J., Dale, A. M., Greve, D., Jenike, M. A., & Rosen, B. R. (2002). Dorsal anterior cingulate cortex: a role in reward-based decision making. Proceedings of the National Academy of Sciences of the United States of America, 99(1), 523–528.

※4 Hanson, R.《Hardwiring happiness: The New Brain Science of Contentment, Calm, and Confidence》Harmony Books

※5 Lotto, B.《Deviate: The Science of Seeing Differently》Weidenfeld & Nicolson

※6 Chong, J., Ng, G., Lee, S. C., & Zhou, J. (2017). Salience network connectivity in the insula is associated with individual differences in interoceptive accuracy. Brain structure & function, 222(4), 1635–1644.

※7 Lamprecht, R., & LeDoux, J. (2004). Structural plasticity and memory. Nature Reviews Neuroscience, 5(1), 45–54.

※8 Malvaez, M., Shieh, C., Murphy, M. D., Greenfield, V. Y., & Wassum, K. M. (2019). Distinct cortical-amygdala projections drive reward value encoding and retrieval. Nature Neuroscience, 22(5), 762–769.

※9 Joëls, M., & Baram, T. Z. (2009). The neuro-symphony of stress. Nature Reviews Neuroscience, 10(6), 459–466.

※10 Schmid, S., Wilson, D. A., & Rankin, C. H. (2015). Habituation mechanisms

and their importance for cognitive function. Frontiers in Integrative Neuroscience, 8, 97.

※11 田中正敏《ストレスの脳科学 予防のヒントが見えてくる》講談社

※12 Moica, T., Gligor, A., & Moica, S. (2016). The Relationship between Cortisol and the Hippocampal Volume in Depressed Patients – A MRI Pilot Study. Procedia Technology, 22, 1106-1112.

※13 Crum, A. J., Salovey, P., & Achor, S. (2013). Rethinking stress: the role of mindsets in determining the stress response. Journal of Personality and Social Psychology, 104(4), 716–733.

※14 Paneri, S., & Gregoriou, G. G. (2017). Top-Down Control of Visual Attention by the Prefrontal Cortex. Functional Specialization and Long-Range Interactions. Frontiers in Neuroscience, 11, 545.

※15 Arnsten, A. F. T. (2009). Stress signalling pathways that impair prefrontal cortex structure and function. Nature Reviews Neuroscience, 10(6), 410-422.

※16 Sekeres, M. J., Winocur, G., & Moscovitch, M. (2018). The hippocampus and related neocortical structures in memory transformation. Neuroscience Letters, 680, 39–53.

※17 アレン・クライン《笑いの治癒力》創元社

※18 Benedetti, F., Mayberg, H. S., Wager, T. D., Stohler, C. S., & Zubieta, J. K. (2005). Neurobiological mechanisms of the placebo effect. The Journal of Neuroscience : The Official Journal of the Society for Neuroscience, 25(45), 10390–10402.

※19 Jeong, Y. J., Hong, S. C., Lee, M. S., Park, M. C., Kim, Y. K., & Suh, C. M. (2005). Dance movement therapy improves emotional responses and modulates neurohormones in adolescents with mild depression. International Journal of Neuroscience, 115(12), 1711–1720.

※20 Heijnen, S . , Hommel, B . , Kibele, A., & Colzato, L . S . (2016). Neuromodulation of Aerobic Exercise-A Review. Frontiers in Psychology, 6, 1890.

※21 Heijnen, S . , Hommel, B . , Kibele, A., & Colzato, L . S . (2016). Neuromodulation of Aerobic Exercise-A Review. Frontiers in Psychology, 6, 1890.

※22 Gra anin, A., Bylsma, L. M., & Vingerhoets, A. J. (2014). Is crying a selfsoothing behavior? Frontiers in Psychology, 5, 502.

※23 Baumgartner, T., Heinrichs, M., Vonlanthen, A., Fischbacher, U., & Fehr, E. (2008). Oxytocin Shapes the Neural Circuitry of Trust and Trust Adaptation in Humans. Neuron, 58(4), 639–650.

※24 Pavuluri, M., & May, A. (2015). I Feel, Therefore, I am: The Insula and Its Role in Human Emotion, Cognition and the Sensory-Motor System. AIMS Neuroscience, 2(1), 18-27.

※25 Lazaridis, I . , Charalampopoulos, I . , Alexaki, V. I . , Avlonitis, N., Pediaditakis, I., Efstathopoulos, P., Calogeropoulou, T., Castanas, E., & Gravanis, A. (2011). Neurosteroid dehydroepiandrosterone interacts with nerve growth factor (NGF) receptors, preventing neuronal apoptosis. PLoS biology, 9(4), e1001051.

※26 Camina, E., & Güell, F. (2017). The Neuroanatomical, Neurophysiological and Psychological Basis of Memory: Current Models and Their Origins. Frontiers in Pharmacology, 8, 438.

※27 Tomassy, G. S., Dershowitz, L. B., & Arlotta, P. (2016). Diversity Matters: A Revised Guide to Myelination. Trends in Cell Biology, 26(2), 135–147.

※28 Lamprecht, R., & LeDoux, J. (2004). Structural plasticity and memory. Nature Reviews Neuroscience, 5(1), 45–54.

※29 Arnsten, A. F. T. (2009). Stress signalling pathways that impair prefrontal cortex structure and function. Nature Reviews. Neuroscience, 10(6), 410-422.

※30 Arnsten, A. F. T. (2009). Stress signalling pathways that impair prefrontal cortex structure and function. Nature Reviews. Neuroscience, 10(6), 410-422.

※31 Arnsten, A. F. T. (2009). Stress signalling pathways that impair prefrontal cortex structure and function. Nature Reviews. Neuroscience, 10(6), 410- 422.

※32 Salamone, J. D., Yohn, S. E., López-Cruz, L., San Miguel, N., & Correa, M. (2016). Activational and effort-related aspects of motivation: neural mechanisms and implications for psychopathology. BRAIN : A JOURNAL OF NEUROLOGY, 139(Pt 5), 1325–1347.

※33 Folkes, O. M., Báldi, R., Kondev, V., Marcus, D. J., Hartley, N. D., Turner, B. D., Ayers, J. K., Baechle, J. J., Misra, M. P., Altemus, M., Grueter, C. A., Grueter, B. A., & Patel, S. (2020). An endocannabinoid-regulated basolateral amygdala-nucleus accumbens circuit modulates sociability. The Journal of Clinical Investigation, 130(4), 1728–1742.